U0336524

瑜伽文库
YOGA LIBRARY

"瑜伽文库"编委会

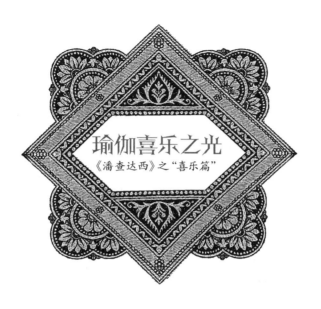

瑜伽喜乐之光

《潘查达西》之"喜乐篇"

【印】室利·维迪安拉涅·斯瓦米 / 著
Sri Vidyaranya Swami

【印】斯瓦米·斯瓦哈南达 / 英译
Swami Swahananda

王志成 / 汉译并释论

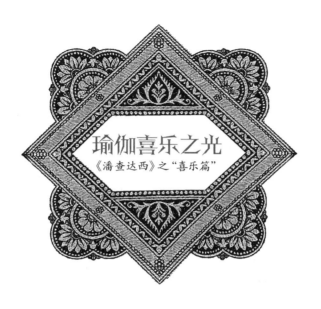

四川人民出版社

图书在版编目（CIP）数据

瑜伽喜乐之光：《潘查达西》之"喜乐篇"：/（印）室利·维迪安拉涅·斯瓦米著（印）斯瓦米·斯瓦哈南达英译；王志成汉译并释论. —2版. —成都：四川人民出版社，2017.8（2019.7重印）
（瑜伽文库）
ISBN 978-7-220-10286-8

Ⅰ. ①瑜…　Ⅱ. ①室…　②斯…　③王…　Ⅲ. 瑜伽
-研究　Ⅳ. ①R793.51

中国版本图书馆 CIP 数据核字（2017）第 183418 号

YUJIA XILE ZHIGUANG

瑜伽喜乐之光

《潘查达西》之"喜乐篇"

〔印〕室利·维迪安拉涅·斯瓦米　原著
〔印〕斯瓦米·斯瓦哈南达　英译
王志成　汉译并释论

责任编辑	何朝霞　吴焕姣
封面设计	肖　洁
版式设计	戴雨虹
责任校对	蓝　海
责任印制	王　俊
出版发行	四川人民出版社（成都槐树街2号）
网　址	http://www.scpph.com
E-mail	scrmcbs@sina.com
新浪微博	@四川人民出版社
发行部业务电话	(028) 86259624　86259453
防盗版举报电话	(028) 86259624
照　排	四川胜翔数码印务设计有限公司
印　刷	成都东江印务有限公司
成品尺寸	130mm×185mm
印　张	11
字　数	200 千
版　次	2017 年 9 月第 2 版
印　次	2019 年 7 月第 3 次印刷
书　号	ISBN 978-7-220-10286-8
定　价	40.00 元

目 录

"瑜伽文库" 总序

古人云：观乎天文，以察时变；观乎人文，以化成天下。人之为人，其要旨皆在契入此间天人之化机，助成参赞化育之奇功。在恒道中悟变道，在变道中参常则，"人"与"天"相资为用，相机而行。时时损益且鼎革之，此存"文化"演变之大义。

中华文明源远流长，含摄深广，在悠悠之历史长河，不断摄入其他文明的诸多资源，并将其融会贯通，从而返本开新、发闳扬光，所有异质元素，俱成为中华文明不可分割的组成部分。古有印度佛教文明的传入，并实现了中国化，成为华夏文明整体的一个有机组成部分。近代以降，西学东渐，一俟传入，也同样融筑为我们文明的固有部分，唯其过程尚在持续之中。尤其是20世纪初，马克思主义传入中国，并迅速实现中国化，推进了中国社会的巨大变革……

任何一种文化的传入，最基础的工作就是该文化的经典文本之传入。因为不同文化往往是基于不同的语言，故文本传入就意味着文本的翻译。没有文本之翻译，文化的传入就难以为继，无法真正兑现为精神之力。佛教在中国的扎根，需要很多因缘，而前后持续近千年的佛经翻译具有特别重要的意义。没有佛经的翻译，佛教在中国的传播就几乎不可想象。

随着中国经济、文化之发展，随着中国全面参与到人类命运共同体之中，中国越来越需要了解更多的其他文化，需要一种与时俱进的文化心量与文化态度，这种态度必含有一种开放的历史态度、现实态度和面向未来的态度。

人们曾注意到，在公元前 8 世纪至前 2 世纪，在地球不同区域都出现过人类智慧大爆发，这一时期被德国哲学家卡尔·雅斯佩斯（Karl Jaspers）称为"轴心时代"（Axial Age）。这一时期所形成的文明影响了之后人类社会 2000 余年，并继续影响着我们生活的方方面面。随着人文主义、新技术的发展，随着全球化的推进，人们开始意识到我们正进入"第二轴心时代"（the Second Axial Age）。但对于我们是否已经完全进入一个新的时代，学者们持有不同的意见。英国著名思想家凯伦·阿姆斯特朗（Karen Armstrong）认为，我们正进入第二轴心时代，但我们还没有形成第二轴心时代的价值观，我们还需要依赖第一轴心时代之精神遗产。全球化给我们带来诸多便利，但也带来很多矛盾和张力，甚至冲突。

这些冲突一时难以化解，故此，我们还需要继续消化轴心时代的精神财富。在这一意义上，我们需要在新的处境下重新审视轴心文明丰富的精神遗产。此一行动，必是富有意义的，也是刻不容缓的。

在这一崭新的背景之下，我们从一个中国人的角度理解到：第一，中国古典时期的轴心文明，是地球上曾经出现的全球范围的轴心文明的一个有机组成部分；第二，历史上的轴心文明相对独立，缺乏彼此的互动与交融；第三，在全球化视域下不同文明之间的彼此互动与融合必会加强和加深；第四，第二轴心时代文明不可能凭空出现，而必具备历史之继承和发展性，并在诸文明的互动和交融中发生质的突破和提升。这种提升之结果，很可能就构成了第二轴心时代文明之重要资源与有机部分。

简言之，由于我们尚处在第二轴心文明的萌发期和创造期，一切都还显得幽暗和不确定。从中国人的角度看，我们可以来一次更大的觉醒，主动地为新文明的发展提供自己的劳作，贡献自己的理解。考虑到我们自身的特点，我们认为，极有必要继续引进和吸收印度正统的瑜伽文化和吠檀多典籍，并努力在引进的基础上，与中国固有的传统文化，甚至与尚在涌动之中的当下文化彼此互勘、参照和接轨，努力让印度的古老文化可以服务于中国当代的新文化建设，并最终可以服务于人类第二轴心时代文明之发展，此正所谓"同归而殊途，一致

而百虑"。基于这样朴素的认识，我们希望在这些方面
做一些翻译、注释和研究工作，出版瑜伽文化和吠檀多
典籍就是其中的一部分，这就是我们组织出版这套"瑜
伽文库"的初衷。

由于我们经验不足，只能在实践中不断累积行动智
慧，以慢慢推进这项工作。所以，我们希望得到社会各
界和各方朋友的支持，并期待与各界朋友有不同形式的
合作与互动。

"瑜伽文库"编委会
2013 年 5 月

如何使用这本书

　　《瑜伽喜乐之光——〈潘查达西〉之"喜乐篇"》是一本小书，但我花费了大量时间做这本书的翻译以及释论。用心的读者会发现，这本小书充满了智慧，认真阅读必定带来内在极大的喜乐。如果把《喜乐瑜伽》视为"父亲"，你手头这本《喜乐之光》可以被视为"母亲"。只要用心阅读，就会获得用之不竭的珍宝。

　　但为了更好地获得珍宝，有必要采取某种合适的阅读方式。我推荐的基本方法如下：

　　第一，选择一个安静的环境，尝试放下自己的思虑，恭敬喜悦地面对这书。

　　第二，阅读经文和相应的释论，但一次阅读不要超过9节，慢慢品读，之后对它们进行冥想。

　　第三，每读完一章，再通读一遍。

　　第四，每读完一章，对前面部分进行整体性理解，让它们彼此构成一个知识有机体。

　　第五，时时做笔记，写下自己的感悟。

　　第六，尝试在生活中体验和实践其中的一些核心思想。

　　第七，交流与分享。你可以和朋友交流和分享，可以组建自己的读书会，这样的读书会可以是线上的，也可以是线下的。

第八，这不是一部时尚书，不会很快过时，甚至可以说永远也不会过时，亘古常新。你过几年，或过十年、二十年，再读这书，又会有全新的认识和体会。

译注者

导　论

　　室利·维迪安拉涅·斯瓦米（Sri Vidyaranya Swami）活跃于 14 世纪，他曾经是维吉那格勒（Vijayanagara）王朝的缔造者哈里哈剌一世（Harihara I）和卜卡（Bukka）的大臣。他是室利纳格里·萨拉达·毗达（Sringeri Sarada Pitha）道院的负责人（1377—1386 年）。该道院是室利·阿迪·商羯罗（Sri Adi Shankara）建造的四大道院之一。室利·维迪安拉涅·斯瓦米是三朝元老，杰出的政治家、仆人和圣人，被视为后商羯罗不二论思想家中最杰出的人物。他写过多部著作，其中最成熟的著作有《灵魂—解脱—分辨》（Jivan-Mukti-Viveka）和《潘查达西》（Pancadasi）。《潘查达西》，意译就是《十五章》。该书一共有十五章内容，所以被称为《十五章》。

　　《潘查达西》是一部全面论述吠檀多不二论的综合性手册，对于吠檀多不二论思想做了极其清晰的解释，具有极大的权威性。摩诃兑瓦（T. M. P. Mahadevan）说，吠檀多著作有两类，一类是旨在服务那些吠檀多追随者的指导作品；一类是旨在为吠檀多作哲学辩护的作品。《潘查达西》属于前者。尽管书中有辩证讨论，但主要是为吠檀多追随者提供指导。由于作者用非常简洁易懂的语言表述了极其系统而深刻的吠檀多思想，该书极受欢迎，具有巨大的权威性和影响力。

《潘查达西》讨论的是吠檀多不二论最基本的思想，分为三部分，分别讨论了梵（Brahman）的三个方面，即存在（sat）、意识（cit）① 和喜乐（ananda）。读者手中的这部著作是该书第三部分（第 11—15 章）"喜乐篇"的翻译和释论。

有学者指出，第三部分是相对独立的，专门讨论梵的喜乐方面。但为了更好地理解这部分内容，我们先对吠檀多哲学的最基本内容加以介绍，以便读者可以整体上了解吠檀多不二论的思想。然后，对《潘查达西》第三部分"喜乐篇"的内容作一介绍。

在此，要向读者说明的是，我们基本上把吠檀多不二论视为大众层面所说的智慧瑜伽。而"喜乐"部分同样是智慧瑜伽所关注的，它涉及的是梵的喜乐方面。

吠檀多不二论的思想资源源于《吠陀经》、《奥义书》和《梵经》。吠檀多不二论思想史上著名的思想家有雅伽瓦卡亚（Yajnavalkya）、瓦希斯塔（Vasishtha，也译极裕仙人）、高达帕达（Gaudapada，也译乔荼波陀）、商羯罗大师（Adi Shankara）、维迪安拉涅（Vidyaranya）、室利·罗摩克里希那（Sri Ramakrish-

---

① Cit 或 Chit，以前我们翻译成"智慧"，但此译名有一定弊端，我们从这本书开始，将之翻译成"意识"。尽管翻译成"意识"并不是完全正确，但也算是比较合适的。

na)、斯瓦米·辨喜（Swami Vivekananda）、拉马纳·马哈希（Ramana Maharshi）、尼萨格达塔·马哈希（Nisargadatta Maharshi）等。或许，吠檀多不二论的哲学可以用商羯罗大师的一句话来表述：Brahma satyam jagan mithya jivo brahmaiva naparah（梵是实在；现象世界是虚幻的；个体灵魂本质上是梵本身，并且无异于梵）。

梵（Brahman）是吠檀多哲学的一个核心概念。Brahman 一词的词根是 brih，意思是"弥漫"、"遍布一切"。所以，可以把梵理解为"遍布一切者"。不过，这梵并不在时间、空间和因果中。

着相不能知梵。印度古代圣人用"不是这、不是这"（neti，neti）来描述梵。所以，当我们说梵是什么的时候，只要我们心中有个具体对象的指称，那个就不是终极之梵。

但是，圣人们也希望人们去把握梵，勉强地用诸如"无限""永恒"等来描述梵。在一个比较典型的描述中，梵被视为"存在（sat）""意识（cit）"和"喜乐（ananda）"。但主要的《奥义书》里没有出现过 satcitananda 一词，尽管它们对梵的三个方面有所描述。例如《泰迪黎耶奥义书》说："梵是存在、意识和无限"（II. i. 1）；"梵是知识或意识"（II. v. 1）；"他认识到喜乐是梵"（III. vi. 1）。《大林间奥义书》说"梵是知识和喜乐"（III. ix. 28），它也同样把梵视为存在和意识。

《奥义书》区分了无德之梵（Niguna Brahman）和

有德之梵（Saguna Brahman）。无德之梵指原本的梵，
没有任何属性。有德之梵是现象的梵，具有属性。梵本
来没有属性，为何会有属性？原因是摩耶的限制，以至
于梵好像被束缚了，这受限制的梵就是有德之梵。这有
德之梵也被视为自在天（上帝）。无德之梵无法为人所
崇拜，但有德之梵可以被崇拜。有德之梵继续创造更低
级的存在物。吠檀多对宇宙万物的创造有其自己的解释
方式，对此我们在《智慧瑜伽》①里已经做过介绍，这
里不再具体阐发。

根据吠檀多不二论，世界或宇宙是梵和摩耶的结
合。那么，摩耶是什么？为什么在梵之外会出现一个
摩耶？

摩耶（Maya），在不同场合可被理解为原质（自然，
Prakriti）、无明（Avidya）、无知（Nescience），它是梵
的一种力量，并不独立于梵。摩耶本身既不是存在的、
也不是不存在的。对于普通个体来说，他们认为世界存
在，而摩耶是世界存在的源头，所以摩耶是存在的。但
在本体上，摩耶并不存在。对于觉悟的个体来说，因为
他已经觉悟到与梵的合一性，所以摩耶不存在。而对于
那些想通过理性去理解摩耶的人，摩耶是难以琢磨的，
他们既不能说摩耶是真实存在的，也不能说摩耶是不真

---

① 《智慧瑜伽——商羯罗的〈自我知识〉》，斯瓦米·尼哈拉南达英
译、王志成汉译并释论，成都：四川人民出版社，2010年。

实存在的。并且时时要提醒的是，只要我们没有觉悟，我们就不能去否定世界的存在性。事实上，吠檀多不二论区分了三个层面的实在。吠檀多不二论认为，从梵是实在的意义上说，世界并不真实。梵是**永恒的实在**，被称为 paramarthika satyam。而这个世界是**经验的实在**，被称为 vyavaharika satyam。只要人们还没有觉悟到梵我一如之境，这个世界就是存在的，有其运行的规则，并且也基于人还没有觉悟的意义上，各种吠陀经典以及规范都是有价值的。除了这两类实在，我们还看到各种假象、错觉、梦境等，这些现象就是**虚幻的实在**，被称为 pratibhasika satyam。只要我们明白过来，转变处境和状态，就容易认识到此实在的不真实性。但很多时候，我们都被这样的实在蒙蔽，而陷入种种烦恼和痛苦之中，或者我们会执着于其中种种的假象、幻象和梦境。

在这里，还应阐明的是，谈摩耶一般是从本体论上说的，谈无明是从认识论上说的。关于无明，人们在很多时候都是从消极的角度理解的，这是不对的。对于个体而言，室利·罗摩克里希那提出有两个私我（ego），一个是 kanca ami（不成熟的私我），另一个是 paka ami（成熟的私我）。并且他把 avidya maya（无明—摩耶）等同于 kanca ami（不成熟的私我），把 vidya maya（明—摩耶）等同于 paka ami（成熟的私我）。这样，他也就肯定了私我的地位。

摩耶具有两个基本功能，就是投射和遮蔽。据说，有德之梵使用摩耶进行创造，也就是说，有德之梵创造了宇宙以及宇宙中的各种对象。从摩耶的角度看，梵是宇宙的物质因。但梵作为纯意识，它又是这宇宙的动力因。

在摩耶的影响下，纯意识（阿特曼）展示为个体灵魂（吉瓦，jiva）。从终极来说，个体灵魂并不存在。但是，从现象看，在我们没有觉悟、没有证悟到梵我一如的情况下，我们自然承认个体灵魂（私我）的真实存在。根据吠檀多不二论，这个宇宙具有粗身（sthula sarira）、精身（suksma sarira）和因果身（karana sarira），同样，作为个体也同样具有粗身、精身和因果身。

梵和摩耶的结合而带来宇宙层面的自在天（Isvara），这是因果身状态。自在天创造精微的空、风、火、水、地，这是宇宙层面的金胎（Hiranyagarbha），这是精身状态。继续进化，产生粗糙的空、风、火、水、地，这是维拉特（Virat，这个有机的宇宙），这是粗身状态。

类似地，在个体层面，人的创造也分不同的层面，包含粗身、精身和因果身。三身可以从人体五鞘来理解。这五鞘分别是：粗身鞘（annamaya kosha）、能量鞘（pranamaya kosha）、心意鞘（manomaya kosha）、智性鞘（vijnanamaya kosha）和喜乐鞘（anandamaya kosha）。粗身鞘构成个体的粗身，能量鞘、心意鞘和智性鞘构成个体的精身，喜乐鞘构成个体的因果身。粗身是精身的工具，精身由五个认知感官（眼、耳、鼻、

舌、身）、五个行动感官（口、手、足、肛门、生殖器
官）、五种气（命根气、下行气、平行气、上行气、遍
行气）、菩提、心意、私我（我慢）以及记忆构成。因
果身则是梵加无明而成。

五鞘并不是人的本质，但作为人的存在似乎不能离
开这五鞘。也就是说，作为个体之人的存在必然包含了
粗身、精身和因果身，或者说五鞘。

关于五鞘，《泰迪黎耶奥义书》有如下精彩的表述。
该《奥义书》谈道，伐楼那之子婆利古，询问他的父亲
梵是什么。父亲告诉他，梵是食物（粗身鞘）、生命力
（能量鞘）、眼睛、耳朵、心意等，并要他去理解梵是万
物之源、一切都依靠它维系、一切消失后都归于它。通
过苦行，婆利古一步一步意识到，梵是粗身鞘、能量
鞘、心意鞘、智性鞘、喜乐鞘，同时，梵又不只是这些
鞘，而是超越这些鞘。它们是梵，但梵不限于它们。梵
在一切之中，梵通过一切来展示。《奥义书》并不排斥
和否定现象的五鞘，而是充分肯定五鞘在促进人理解梵
中的重要意义。也就是说，现象（五鞘等）就如镜子，
通过现象这面镜子，梵照见自身，显现自身，留下了自
身的影子。

如果梵是粗身鞘，那么我们就可以意识到很多活动
的意义和价值所在，而不是一味排斥和否定。我们通过
这个粗身来认识梵。事实上，这个粗身不离梵，梵也不
离这个粗身。类似地，梵是能量鞘，这就意味着能量对

我们具有意义。在瑜伽习练或养生之道上，我们可以意识到能量的巨大价值，并由此找到调理、修复、提升、转化、积聚和运用能量的艺术和方法。在《奥义书》看来，我们应该充分理解能量的价值，也应该懂得如何去获得能量。类似地，心意鞘、智性鞘和喜乐鞘也都有其重要的实践价值。

《奥义书》不排斥现象，而是充分肯定现象，但《奥义书》并不沉溺在现象层面，并不停留在现象层面，而是有一种积极的自我发展和扩展的正能量。它肯定现象的价值、支持现象的合理发展、充分运用现象之物为我们的觉醒所用。这就是《奥义书》之为奥义的地方，也就是说，《奥义书》的立场是，**经过而不执着，肯定而又超越**。

如果你愿意，我们可以这么来看梵和五鞘。梵就是五鞘，五鞘就是梵。同时意识到，梵并不执着于五鞘。也就是说梵是五鞘（现象），梵又不是五鞘（本质）。五鞘的根基在于背后的绝对意识（梵），但这个绝对意识（梵）并不脱离五鞘。你的根在梵上，在绝对意识上，你来自绝对意识，你归于绝对意识。没有现象，我们就不能认识梵。正是现象——包括我们自身，包括五鞘，梵才得以为我们所认识和把握；反过来，正因为认识了梵和五鞘的本质，我们才能在尘世中自由自在，才能融入参与梵的天地化育。在这一背景下，一些基于私我确立起来的问题，本质上都不是问题。你的生命基于磐石，你的存在并不悬空，而是落地的，是在大地上的，是在磐石上的。

本书1—5章分别讨论了"瑜伽的喜乐""自我的喜乐""非二元的喜乐""知识的喜乐"以及"对象的喜乐"。

第一章"瑜伽的喜乐"（Yogananda，凡134节）。这一章讲述专注的瑜伽士直接经验的梵乐。室利·维迪安拉涅·斯瓦米告诉我们，立足于梵就意味着没有恐惧。人们如果执着于差异，就会带来担忧和恐惧。梵没有差异，梵就是喜乐。《泰迪黎耶奥义书》说道"万物生于喜乐，依靠喜乐而生，最终归于喜乐"（III. vi. 1），"无疑，梵就是喜乐"（II. vii. 1）。事实上，喜乐有不同的层面，主要分三类：第一是梵乐；第二是来自知识的喜乐；第三是与对象接触所带来的喜乐。在作者看来，只有梵乐才是最高的喜乐。在某种意义上说，本书第一章（即《潘查达西》第十一章）是最重要的。不过，作者是从不同角度来讨论梵乐的。

第二章"自我的喜乐"（Atmananda，凡90节）。这一章讲述了不能专注的普通人也可以经验到自我的喜乐。各种各样的喜乐都出于自我本身，也就是梵本身，梵乐是根本的喜乐。但是，因为局限于自身，人们认同于身心体，也就是说，认同于自己的粗身、精身和因果身等，用另一种说法就是，认同于自己的粗身鞘、能量鞘、心意鞘、智性鞘和喜乐鞘，而不能理解和接受梵乐本身。然而，通过揭示和探索，我们可以明白，一切的喜乐都源于自我的喜乐，也就是阿特曼的喜乐，也就是梵乐。

第三章"非二元的喜乐"（Advaitananda，凡105节）。我们所见到的世界是实在的还是非实在的？对于觉悟者，世界没有实在性；对于普通人，世界具有明确的实在性。为了让普通人也能理解世界的非实在性，作者从学理上探讨了世界的非二元性。通过反思世界二元性的非实在性，表明了唯有梵是实在的，只有梵是世界的物质因和动力因。所以喜乐不在世界，而在梵。

第四章"知识的喜乐"（Vidyananda，凡65节）。梵知的喜乐来自智性的波动，它涉及这四个方面：没有悲伤、达成所有愿望、感觉"我已经做了所有应做之事"，以及感觉"我已经获得所有应得之物"。

第五章特别讨论了"对象的喜乐"（Visayananda，凡35节）。人们可能注意到，各大传统对物质性、感官性的喜乐持有一种否定和批判的立场，但我们究竟如何正确看待物质的、感官的喜乐？这一章内容最少，却特别重要。因为，毕竟我们都是普通人，还没有生活在觉醒状态，关心物质的、感官的喜乐是很自然的事。重要的是，我们如何看待，如何理解，如何明白其中的奥秘，并由此和梵乐关联而非对立。也只有这样，吠檀多才能在大众中更好地服务世界。

译注者

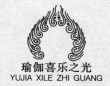

瑜伽喜乐之光
YUJIA XILE ZHI GUANG

第一章

瑜伽的喜乐

ब्रह्मानन्दे योगानन्दः

这一章讲述专注的瑜伽士直接经验的梵乐。立足于梵就意味着没有恐惧。人们如果执着于差异，就会带来担忧和恐惧。梵没有差异，梵就是喜乐。

第 1 节

ब्रह्मानन्दं प्रवक्ष्यामि ज्ञाते तस्मिन्नशेषतः ।
ऐहिकामुष्मिकानर्थव्रातं हित्वा सुखायते ॥ १ ॥

现在开始讲述梵的喜乐。知道梵的喜乐，人就可以不受现在和未来之疾病的困扰，并获得幸福。

室利·维迪安拉涅·斯瓦米开宗明义：现在开始讲解梵的喜乐（the bliss of Brahman），即梵乐。因为知道了梵乐，就不再遭受任何生理的和心理的疾病困扰，就可以获得幸福。

我们知道关于梵的那句著名的话：梵就是 satcitananda（存在－意识－喜乐），即梵是存在、意识和喜乐。梵是存在，强调的是梵显现为时空的宇宙或世界存在；梵是意识，强调的是梵显现为世界的存在之物所具有的觉知——心意、菩提、记忆、私我（我慢）等维度。而一切与快乐有关的，包括快感、欢喜、欣喜、愉悦、满足、惬意、舒适等，包括二元的（即主体－对象的）和非二元的（超越主体－对象的）都是梵的喜乐显现。本书处理的是梵即喜乐的层面或维度。

众多《奥义书》都讲述了梵即喜乐。主要的文本有：

（1）《唱赞奥义书》（VII. xxii-xxiii）：一切都基于喜乐，至上的无限者就是喜乐。

（2）《唵声奥义书》（V）：熟睡后的状态充满欢喜，享受欢喜，也就是享受梵乐。

（3）《大林间奥义书》（IV. iii）：不同层面的喜乐，从醒态到梦态中的梵乐，再到梵界之乐。

（4）《大林间奥义书》（II. iv；IV. v）：这两处的内容是一样的，都是圣人雅伽瓦卡亚和妻子梅特丽伊（Maitreyi）之间的对话。这一对话确立了爱的原点，即所有的爱都基于一个统一点，即绝对自我，也即是梵。唯有基于梵，爱才成为可能，才有意义。

（5）《泰迪黎耶奥义书》（III. vi. 1）：它告诉我们梵即喜乐。该奥义书的第二章谈论喜乐，其内容甚为重要。

第 2 节

ब्रह्मवित्परमाप्नोति शोकं तरति चात्मवित् ।

रसो ब्रह्म रसं लब्ध्वाऽऽनन्दीभवति नान्यथा ॥ २ ॥

"知梵者臻达至上者"，"认识自我者没有悲伤"，"梵是喜乐"，"通过达到喜乐之梵而变得喜乐"，此外别无他法。

　　这些引文来自《泰迪黎耶奥义书》（II. i. 1；II. vii. 1）和《唱赞奥义书》（7. 1. 3）。

　　梵，即（绝对）自我、真我、至上者、大者、无极。"臻达至上者"就是达到至上者之境，就是达到绝对者之境、永恒者之境、喜乐之境。这样的臻达者超越二元对立，没有悲伤，只有喜乐。需要注意的是，这里的"喜乐"不是二元性的快乐，而是非二元的喜乐。在本书其他经文的释论中，我们会进一步详细讲解非二元喜乐的本质。

第 3 节

प्रतिष्ठां विन्दते स्वस्मिन्यदा स्यादथ सोऽभयः ।
कुरुतेऽस्मिन्नन्तरं चेदथ तस्य भयं भवेत् ॥ ३ ॥

　　谁使自己立足于自己的自我中，谁就变得无所恐惧；谁感知自己异于自我，谁就受制于恐惧。

　　与此节相关的《奥义书》经文，参见《泰迪黎耶奥义书》（II. vii. 1）、《大林间奥义书》（1. iv. 2）和《羯陀奥义书》（II. i. 10－11）。

　　本节经文清楚地告诉我们，立足自我的人没有恐惧，如果觉得自己与那个至上的自我有别，则受制于恐惧。这一节承接上一节，都强调对"自我"的分辨以及皈依。

"恐惧"一定有其原因，这原因就在于人对自身
"有限性"的担忧，对人处于与自我"断裂"状态的担
忧。而立足自我者没有恐惧，因为自我就是喜乐，在喜
乐中，哪里会恐惧？喜乐里没有恐惧的空间，没有喜乐
之外的存在，因为喜乐即梵，梵外无物。认为自己有别
于至上自我，这就意味着心意看见了分辨的二元。但二
元性不是梵的特征，而是摩耶（maya）的特征。

第4节

वायुः सूर्यो वह्निरिन्द्रो मृत्युर्जन्मान्तरेऽन्तरम् ।
कृत्वा धर्मं विजानन्तोऽप्यस्माद्धीत्या चरन्ति हि ॥ ४ ॥

即便风神、太阳神、火神、雷神和死神在早先的生
活中一直从事着宗教实践，但由于他们未能意识到他们
与梵的同一性，因此他们也是在对梵的恐惧中执行其各
自的任务。

在印度神话中，万物的特征都表现为神，风则是风
神，太阳则是太阳神，火则是火神，雷霆则是雷神（因
陀罗），地狱则是死神。不同的神各自拥有不同的能力
和能量。但是，他们并没有觉悟，因为他们没有认识到
自己与神圣者之间的合一性，也就是说，他们不知道自
己与至上之梵具有同一性，于是他们认为他们自己是不

同于无限之梵的有限者，并因为自己的有限性，因而心中恐惧。

相关内容可参见《泰迪黎耶奥义书》（II. 8. 1）和《羯陀奥义书》（II. 3）。

第5—6节

आनन्दं ब्रह्मणो विद्वान्न बिभेति कुतश्चन ।
एतमेव तपेन्नैषा चिन्ता कर्माग्निसंभृता ॥ ५ ॥
एवं विद्वान्कर्मणी द्वे हित्वात्मानं स्मरेत्सदा ।
कृते च कर्मणि स्वात्मरूपेणैष पश्यति ॥ ६ ॥

谁获得梵乐，谁就无所畏惧。对善行和恶行的焦虑如火一样地烧毁着其他人，但不再会烧毁他。通过知识而获得梵知的人使自己超越善恶，并始终冥想自我。他会把一切善行和恶行都看作是他的自我的显现。

众人的思维都在善行和恶行中打转。这是必然的，因为众人都受制于自然三属性或原质三德（答摩/愚昧、罗阇/激情和萨埵/善良三种德性）。三德以其独特的方式制约、控制着人的生活。可以说，任何人只要没有觉悟到自我知识，只要没有真正的觉醒，他就不可能脱离善恶等二元对峙。而"通过知识"知晓了梵的人们，则始终冥想着自我。对于这样的觉知者，善行和恶行就不过是他自己的自我的显现而已。

相关内容可参考《泰迪黎耶奥义书》（II. ix. 1），《大林间奥义书》（II. iv. 4—7）。

第7节

भिद्यते हृदयग्रन्थिश्छिद्यन्ते सर्वसंशयाः ।
क्षीयन्ते चास्य कर्माणि तस्मिन्दृष्टे परावरे ॥ ७ ॥

"当一个人明白了至高者，其心结得以解开，所有怀疑得以消除，所有的业得以终结。"

这一节出自《蒙查羯奥义书》（II. ii. 9）。它告诉我们自我知识的伟大力量。明白了至高者，即明白了至上自我，明白了梵，就没有了心结，没有了困惑，也没有了业。明白梵的人达到了同质、透明、喜乐的完美之境。在这完美之境就意味着没有了任何障碍，一切非我的叠置都消失，不再困惑。没有业（karma），也就意味着没有扭曲的欲望；没有扭曲的欲望，就没有轮回。需要注意的是，这里的欲望指的是二元中的私欲。

第 8 节

तमेव विद्वानत्येति मृत्युं पन्था न चेतरः ।

ज्ञात्वा देवं पाशहानिः क्षीणैः क्लेशैर्न जन्मभाक् ॥ ८ ॥

"一旦认识梵，就超越死亡；除此之外，没有其他道路。""一旦知晓光辉灿烂的自我，所有的束缚就被砍成碎片，苦难就会终止；他将不会再生。"

　　《白净识者奥义书》说："原质可灭，诃罗永恒不灭，他是不朽的、不灭的至上自我，他主宰着可灭者和个体灵魂。冥想他，与他合一，最后终结一切虚幻现象。"（I. xi）室利·维迪安拉涅·斯瓦米引用的这两节经文也出自《白净识者奥义书》（VI. xv；I. xi）。斯瓦米·斯瓦哈南达（Swami Swahananda）为我们提供了一个值得关注的轮回链解释。他说，快乐和痛苦的原因是身体；身体的原因是看不见的善恶之行为的结果；善恶之行为的原因是执着和憎恨；执着和憎恨的原因是喜欢和不喜欢、有利和不利的思想；喜欢和不喜欢、有利和不利的思想的原因是差异的观念；差异的观念的原因是因为对自己与梵一如的无知。我们可以看到，在这个轮回之链中，从根本上打断或终止轮回的是知识，因为对"梵我一如"的无知是轮回的最终因。

第 9 节

देवं मत्वा हर्षशोकौ जहात्यत्रैव धैर्यवान् ।

नैनं कृताकृते पुण्यपापे तापयतः क्वचित् ॥ ९ ॥

"智慧稳定的人，已经知晓光辉灿烂的自我，即便在今生他也能超越所有的快乐和悲伤。""他可能做了善事或恶事，也可能没有做善事或恶事，但善行和恶行的想法不会烧毁他。"

这节非常重要的经文来自《羯陀奥义书》（I. ii. 12）和《大林间奥义书》（IV. iv. 22）。

知晓自我者已经摆脱了二元对峙的思维，没有了困惑。这样的人超越所谓的快乐和悲伤，超越善恶、是非、好坏等等。二元对峙的思维，一定会在善恶、是非、好坏之间作出区分。但是，善恶、是非、好坏并不是绝对的。轮回的世界一定是二元性的；超越轮回就意味着超越二元性。超越二元，就没有业。一切起起落落，并无染着。获得自我知识者没有烦恼。烦恼的"江湖"在二元性中。在一元的图像中，没有差异，没有欲望，没有私我，没有业，没有束缚，没有烦恼。已经觉悟者、知梵者、觉悟自我者，只有喜乐，没有烦恼和悲伤。这喜乐，不是基于二元性的喜乐，而是非二元的喜

乐。一切如如然，不起念，抑或念念无染，如风吹，如
雨下，如蛙跳，如云霞。

第10节

इत्यादिश्रुतयो बह्व्यः पुराणैः स्मृतिभिः सह ।
ब्रह्मज्ञानेऽनर्थहानिमानन्दं चाप्यघोषयन् ॥ १० ॥

　　因此，天启经、圣传经、往世书中的许多经文都声
称：梵知将摧毁所有悲伤，并导致喜乐。

　　"经"（sutra）的字面意思是"线"，经是用非常简
洁的文体表述的文本。古代印度有众多经典，其中最重
要的是天启经（Sruti）、圣传经（Smriti）。天启经包括
吠陀本集（《梨俱吠陀》《夜柔吠陀》《娑摩吠陀》和
《阿闼婆吠陀》）、梵书、森林书以及众多的奥义书。圣
传经的权威性仅次于天启经，包括众多的法律典籍、两
大史诗（《罗摩衍那》《摩诃婆罗多》）、往世书（十八个
大往世书，十八个小往世书）、阿笈摩（Agamas，神学
作品，祭祀仪轨手册）、达沙那（Darsana，哲学作品，
印度六派哲学的经典都属于达沙那，包括《胜论经》
《正理经》《数论颂》《弥曼差经》《瑜伽经》《吠檀多经》
或《梵经》）。我们不能说，所有的经典都宣称梵知摧毁
一切悲伤并导致喜乐，但很多经文都表达了梵是非二元

的，梵就是喜乐。

第 11 节

आनन्दस्त्रिविधो ब्रह्मानन्दो विद्यासुखं तथा ।

विषयानन्द इत्यादौ ब्रह्मानन्दो विविच्यते ॥ ११ ॥

喜乐有三种：梵的喜乐，产生于知识的喜乐，通过接触外在对象而产生的喜乐。首先讲述梵的喜乐。

作者明确告诉我们喜乐有三种，而他首先要讲述的是梵的喜乐即梵乐。

我们可以根据不同的标准去理解、感受或分享喜乐。但是，根据喜乐的程度，可以把喜乐分为三种。梵乐是最高的喜乐，通过接触外在对象所产生的喜乐是低级的喜乐，它们属于被遮蔽了的梵乐。摩耶的一个功能就是遮蔽。对梵乐的遮蔽程度不同，喜乐的程度也就不同。遮蔽越多，喜乐越少。如果遮蔽超越了某个限度，也就难以感受到喜乐了。这不是说没有了喜乐，而是对经验主体来说，他已感受不到喜乐。

第 12 节

भृगुः पुत्रः पितुः श्रुत्वा वरुणाद्ब्रह्मलक्षणम् ।
अन्नप्राणमनोबुद्धिस्त्यक्त्वानन्दं विजज्ञीवान् ॥ १२ ॥

婆利古从他的父亲伐楼那那里学会了什么是梵，他认识到粗身鞘（食物鞘）、能量鞘（命气鞘）、心意鞘、智性鞘不是梵而予以否定，他意识到梵投射在喜乐鞘中。

伐楼那（Varuna）是古代印度神话中的主神，与宇宙之水有关，与天帝因陀罗同为吠陀神殿中的最高神。他被视为是世界的创造者和维系者。在吠陀后期，他还被看作是水神，但神威减弱了。婆利古（Bhrigu）、瓦希斯塔（极裕仙人）等都被视为是他的儿子。婆利古向他父亲学习梵的秘密。父亲教导他：梵就是众生从它那里产生，产生后依靠它生活，再后来又返回它、回归它的那个对象。父亲一步一步地引导他，首先让他明白食物鞘（在这里也就是粗身鞘）、能量鞘、心意鞘、智性鞘是梵，然后又超越、认识到这些鞘都不是梵本身。通过苦行，婆利古明白了梵就是喜乐。明白了梵就是喜乐，觉悟的人就会获得自由——正如《泰迪黎耶奥义书》（III. x. 5）所说的："在他死后（从这个世界撤离后），他抵达由食物构成的自我，由生命气构成的自我，由心意构成的自我，由智性构成的自我，以及由喜乐构成的自我。然后，他可以自由地穿梭在不同的世界中，随愿而食，随意呈现形象。"

第13节

आनन्दादेव भूतानि जायन्ते तेन जीवनम् ।

तेषां लयश्च तत्रातो ब्रह्मानन्दो न संशयः ॥ १३ ॥

"一切众生生于喜乐，依喜乐而活，传递喜乐，最终重新消融于喜乐。""因此，毫无疑问，梵就是喜乐。"

这一节源出于《泰迪黎耶奥义书》（III. vi. 1；II. vii. 1）。这一节非常重要，因为它简单而又深刻地阐述了印度吠陀哲学的全部奥义。

根据吠陀经验，众生生于喜乐，因为众生由男女（雌雄）和合而成，男女的和合出于爱欲，爱则出于"热（tapas）"，热出于梵这一本源。出于和合喜乐的众生，在尘世中生活，接触尘世对象、依靠尘世对象并依对象所带来的喜乐而生活——在物质世界中生活，在物质世界中喜乐，在物质世界中相互传递喜乐。死后，则"抵达由食物构成的自我，由生命气构成的自我，由心意构成的自我，由智性构成的自我，以及由喜乐构成的自我"，最终重新消融于喜乐——最终重新回归到梵这一本源。这一节经文，阐述了生－死，阐述了生－死的根源，阐述了生－死的过程，表明了吠陀仙人对待生－死的态度，表明了生－死在宇宙中的位置。这就是吠陀全部的奥义。

第 14 节

भूतोत्पत्तेः पुरा भूमा त्रिपुटीद्वैतवर्जनात् ।
ज्ञातृज्ञानज्ञेयरूपा त्रिपुटी प्रलये हि न ॥ १४ ॥

在一切存在物被创造之前，唯有无限者，没有认识者、认识的对象和认识活动这三元组。因此在宇宙消解后，这三元组不复存在。

在一切存在物被创造之前，唯有无限者，即梵。在梵中，没有认识者、没有认识对象，也没有认识活动。《唱赞奥义书》（VII. xxiv. 1）云："那时，看不见其他东西，听不到其他东西，理解不到其他东西——那就是无限者。若看见其他东西，听到其他东西，理解到其他东西——那是有限者。"无限者无极，哪里有什么主体和客体？哪里有什么认识活动？只有梵这一大者、无极者。因此，在宇宙消解后，在差异世界中"生于喜乐，依喜乐而活，传递喜乐，最终重新消融于喜乐"的众生之主体、客体和主客体间的认知这一"三元组"就不复存在了。

第 15 节

विज्ञानमय उत्पन्नो ज्ञाता ज्ञानं मनोमयः ।
ज्ञेयाः शब्दादयो नैतत्त्रयमुत्पत्तितः पुरा ॥ १५ ॥

创造完成时，智性鞘是认识者，心意鞘是认识领域，声音等是认识的对象。创造之前，它们都不存在。

这一节阐述了创造完成之后的世界状况，说明了上一节讲述的"认识者、认识的对象和认识活动这三元组"，即世界展开之后的场域情境——包括认识者智性鞘，认识领域心意鞘，认识的对象声音，等等。

智性鞘包含智性（菩提）和五个认识器官。心意鞘包含心意和五个认识器官。其中，智性是智性鞘的核心，心意是心意鞘的核心。它们之间共用五个认识（感知）器官，即眼耳鼻舌身。这如何可能？斯瓦米·苏尼玛拉南达（Swami Sunirmalananda）说，"没有困难，这是因为我们所称的心意或智性都是一样的。当同一的内在器官作为决断的功能时，我们称之为智性。当它波动时，它就是心意。它们都处于精身中。据说，智性通常处于心的区域。"①

依据吠檀多不二论哲学，认识者智性鞘、被认识者心意鞘（被认识的领域，认识对象就在心意鞘里，如声音）以及智性的认识活动这三元组，是摩耶（maya）的幻化，一旦揭示了摩耶的本质，这三元组的情形就会发生变化。即一旦摩耶被消除，这一三元组即刻就会坍塌。因为，摩耶的消除导致了"创造"的终止，一切都回归到梵的原本状态。从本体层面说，就是这样。但我们如何去深入理解？作为个体，在认识论上，我们可以理解这样的道理。但在实际的经验中，我们是否有可能经验到这一经验？或许，对绝大多数人来说，我们可以清晰地觉知到认识主体、认识对象以及认识过程的存在。但同时，我们也可以不被其中的任何认识活动和认识的结果所缠缚。更多时候，我们可以作为目击者这样的身份来谈论认识过程。对于没有三元组的情境，也就是对于终极之梵，我们无法谈论。或者我们经验了那状态，但我们依然无法用语言来表述。因为，那无极者、那至大者超越了我们的语言。

---

① Swami Sunirmalananda, *Insights into Vedanta*：*Tattvabodha* (Transliteration，word-for-word meaning，translation，and commentary)，Chennai：Sri Ramakrishna Math Printing Press，2005，p. 195.

第 16 节

त्रयाभावे तु निर्द्वैतः पूर्ण एवानुभूयते ।
समाधिसुप्तिमूर्च्छासु पूर्णः सृष्टेः पुरा तथा ॥ १६ ॥

当这三元组缺失时，唯有独一无二、不可分割的自
我存在。在世界被投射出来之前，唯有自我存在。类似
地，自我存在于三摩地、深眠和狂喜的状态中。

梵就是自我，就是自我存在。在独一无二、不可分
割的、也就是非二元的自我（梵）中，没有认识者、认
识的对象和认识活动这样的三元组。

尽管这自我（梵）是唯一的存在，在"世界被投射
出来之前"，唯有自我存在，但是，这自我也"存在"
于三摩地、深眠和狂喜等状态中。也就是说，在"主客
消融"状态中，我们也可以"经验"自我的存在。《六
问奥义书》（IV.ii）中说在深眠中没有三元组，"这时，
这个人不听、不看、不嗅、不尝、不触、不说、不抓、
不享受、不排泄、不活动"。《大林间奥义书》（IV.iii.
23—32）更详尽地讨论了缺乏三元组的深眠之境，并且
它还告诉人们，人们正是基于至高的境界而获得的喜乐
而活（即依喜乐而活。参见本章第 13 节），"这是最高
的喜乐，众人正是基于这一喜乐的一小部分而过其生

活"（IV. iii. 31—32）。

第 17 节

यो भूमा स सुखं नाल्पे सुखं त्रेधा विभेदिनि ।
सनत्कुमारः प्राहैवं नारदायातिशोकिने ॥ १७ ॥

唯有无限的自我是喜乐；在三元组那有限的领域中没有任何喜乐。圣纳库玛拉如是告诉忧伤的拿拉达。

这一节继续深入地告诉我们，唯有无限者是喜乐，有限者或在有限的领域没有喜乐。

《唱赞奥义书》（VII. xxiii. 1）说："喜乐是大者。喜乐不是小者。喜乐确实是大者。"首先，这里，"大"和"小"不是二元对立层面的大和小。这里的"大者"就是绝对的无限者，就是无限的自我，就是至上之梵。这是一元之境的大、一元之境的无限。在这一大境中，在这一无限之境中，没有三元组的存在，也就是说，没有认识主体，没有认识客体，也没有认识活动。但是，在一个有认识主体、客体和认识活动的世界里，也就是在二元性的"小"世界中，在有限的小境中，就没有大者之境的"喜乐"。本章第 11 节告诉我们，喜乐有三种：梵乐、产生于知识的喜乐、通过接触外在对象而产生的喜乐。而本节告诉我们"在三元组那有限的领域中没有任何喜乐"，这一"喜乐"指的是第一种喜乐——
梵乐。

在二元的世界中，一切"喜乐"都是短暂的、有限
的、无法持久的喜乐，因为这些喜乐有些产生于知识，
有些产生于与外在对象的接触。这样一些喜乐因其会转
变、会消失，所以，古代的圣人并不认为它们是喜乐。

可以注意到，传统文化一般都会把"有限"和"无
限"相对立，谈到"有限"，就意味着对某些内容的否
定；而涉及"无限"，则包含了永恒、持久、不变。忧
伤的拿拉达（Narada）希望获得持久的、永恒的喜乐，
但他的导师圣纳库玛拉（Sanatkumara）告诉他，在二
元性的世界里没有永恒的喜乐，一切都是短暂的。拿拉
达忧伤，是因为他意识到尘世喜乐的短暂和有限。其
实，可以明确的是，只要人们执着于二元世界，也就是
执着于三元组的世界，就不可能拥有无限的喜乐，就不
可能经验永恒和持久的喜乐。今天的我们，是否也可以
用一种态度来面对有限和短暂呢？就如拿拉达一样，我
们是否如他一样也渴望安住在无限和永恒之中？

需要再一次强调的是，理解这一节需要特别注意，
无限者的喜乐是绝对意义上的喜乐，而非"乐－苦"相
对立中二元性的喜乐。也就是说，梵乐不是有限者之苦
的对立者。进一步讲，息苦不一定得"乐"——梵乐。

第 18 节

स पुराणान्पञ्च वेदाञ्छास्त्राणि विविधानि च ।
ज्ञात्वाप्यनात्मवित्त्वेन नारदोऽतिशुशोच ह ॥ १८ ॥

尽管拿拉达精通众吠陀、往世书和各种学问，但由于他不认识自我，所以他充满忧伤。

世间有各种学问，例如祭祖学、数学、征兆学、年代学、辩论学、政治学、神学、梵学、魔学、军事学、天文学、蛇学和艺术学（《唱赞奥义书》VII. i. 2）。拿拉达的学问非常之好，他精通四吠陀、大量的往世书和各种学问，但是满是学问的他依然忧伤。为什么？因为他还"不认识自我"。

"我是谁？"这可能是天下第一问。"认识你自己。"这样的箴言也曾写在神庙上。我们从哪里来？我们到哪里去？我们有无本质？我们的本质是什么？……《瓦希斯塔瑜伽》中忧伤的王子罗摩（Rama）也如此问圣人瓦希斯塔。

学问之道很艰深。但是，有一点是清楚的，即唯有关于"认识自我"的学问才能抚平因为有限而带来的忧伤。我们会因为掌握了一堆科学知识或社会知识就持久地心满意足吗？似乎不可能。主体和客体之间的关系没

有尽头，主体的问题并不会因为通过主体对认识客体对
象的认识而得以解决。《老子》说"为学"没有尽头。
尽管"为学"有为学的意义和价值，但"为学"并不能
从根本上解决"人是什么"等大问题。古代圣人告诉我
们，只有把握了"大者"，也就是有了梵知，即有了自
我知识，才能从"深穴"处得到满足的喜乐。

第 19 节

वेदाभ्यासात्पुरा तापत्रयमात्रेण शोकिता ।

पश्चात्त्वभ्यासविस्मारभङ्गगर्वैश्च शोकिता ॥ १९ ॥

在他开始学习众吠陀之前，拿拉达受制于三种通常
的痛苦，但后来他却因为研习吠陀所增加的痛苦而更加
忧伤：他害怕忘记，害怕错误或失败，也害怕自负。

这一节讲述了"三种通常的痛苦"以及更为重要的
超出三种通常痛苦的痛苦。

具体来说，"三种通常的痛苦"包括：身体的痛苦
（Adhyatmika），由火、洪水等外在环境引发的痛苦
（Adhibhautika），以及由超自然之力带来的痛苦
（Adhidaivika）。这三种痛苦主要还是各种因素对身体造
成的痛苦或困惑，这些痛苦也都是我们在生活中通常遇
到的痛苦。但痛苦还不止这些。在拿拉达学习了众吠陀

之后，他更加痛苦：除了三种通常的痛苦外，因为害怕
"忘记"吠陀的教导，害怕对吠陀教导理解"错误"或
"失败"，更害怕因为学习了吠陀拥有了吠陀的知识而使
他在众人面前自命不凡或"自负"，所以拿拉达更加忧
伤。这些痛苦更多地是心理层面的。对于这些痛苦，人
们是不是会感同身受？

第 20 节

सोऽहं विद्वन्प्रशोचामि शोकपारं नयात्र माम् ।

इत्युक्तः सुखमेवास्य पारमित्यम्यधादृषिः ॥ २० ॥

　　拿拉达对圣纳库玛拉说："圣人啊，尽管我有学问，
但我还是忧伤。请把我从这苦海中拯救出来吧。"这位
圣人答复拿拉达，苦海的彼岸就是梵乐。

　　因为痛苦，因为忧伤，拿拉达渴望圣洁的、智慧的
圣人给予帮助，使他摆脱苦海。圣人圣纳库玛拉给予的
指导非常直接：苦海的彼岸就是梵乐。也就是说，要脱
离苦海，就得达成梵乐。

　　学问丰富的拿拉达明白自己需要的不是短暂的、不
确定的快乐，他要的是恒久、不朽的喜乐。需要注意的
是，经文中的"彼岸"，并不是与二元中的"此岸"相
对立的"彼岸"，这里的"彼岸"不过是一个方便的说

法，并不真的在"此岸"之外还存在着一个"彼岸"。
梵是整体，不可分割。要达成梵乐，就需要在整体上达
成梵。并不是另有一个时空之外的独立的喜乐之海洋在
等待着我们。我们不必离开尘世去到一个无人的深山之
地去寻找幸福的"彼岸"。我们唯有此时此地此世此梵。

参见《唱赞奥义书》（VII. i. 3）。

第 21 节

सुखं वैषयिकं शोकसहस्रेणावृतत्वतः ।

दुःखमेवेति मत्वाह नाल्पेऽस्ति सुखमित्यसौ ॥ २१ ॥

由于源自于感官对象的快乐被成千上万的苦恼所遮
蔽，所以这种快乐只是痛苦。因此，有限者中无快乐。

拿拉达为何会感到痛苦，难道日常生活中的感官快
乐不是快乐，日常细节中的点点喜乐不是喜乐吗？不
是。因为"有限者"中无快乐。

不管是什么喜乐，都是"喜乐"。感官活动所获得
的快乐，一样是喜乐，然而，它们的获得是那样的偶
然、不稳定、不确定，它们短暂易逝，随之而来的，却
带来难以穷尽的烦恼、忧愁、折腾、担心、彷徨甚至是
危险。得到一点快乐，却要付出巨大的代价，甚至是一
生的代价或生命的代价。根据社会心理学家马斯洛

（Abraham H. Maslow）的需求层次理论，人有生理需求（如呼吸、水、食物、睡眠、生理平衡、分泌、性）、安全需求（人身安全、健康保障、资源所有性、财产所有性、道德保障、工作职位保障、家庭安全）、情感归属需求（亲情、爱情、性亲密）、尊重需求（自我尊重、信心、成就、尊重他人、被他人尊重）、自我实现需求（道德、创造力、自觉性、问题解决能力、公正度、接受现实能力）。现在，拿拉达所面临的问题或苦恼，最接近最后一个需要，即自我实现的需求。但这是否完全合适？未必。因为拿拉达是个灵性探索者，他已经超越了这五个层次的需求，达到灵性层次的需求——这可被视为是第六层次的需求，即"安身立命"的需求。只是在安身立命的需求得以满足之后，才可能有持久的喜乐，才能有一生的安顿——因为"源自于感官对象的快乐被成千上万的苦恼所遮蔽"，这种源自于有限者的快乐只是痛苦。正是基于灵性的需求，他需要获得自我知识。此时的拿拉达处于灵性的迷茫和黑暗中，就如罗摩在遇到导师瓦希斯塔之前一样抑郁和迷茫。

第 22 节

ननु द्वैते सुखं माभूदद्वैतेऽप्यस्ति नो सुखम् ।
अस्ति चेदुपलभ्येत तथा च त्रिपुटी भवेत् ॥ २२ ॥

（反论）：假如在二元性中没有快乐，那么在非二元性中也没有快乐。如果您主张（在非二元性中）有快乐，那么这快乐必定会被经验到，于是就会有三元组。

从这一节开始展现的是师徒之间（反对者和维迪安拉涅）的对话甚至争论。

反对者提出，凡是快乐——无论是在二元性中还是在非二元性中，必定会被某个主体经验到。而如此一来，必定存在三元组，即经验的对象、经验的主体以及经验这一过程。这一反对看起来非常"合理"。我们看看维迪安拉涅如何作答。

第 23 节

मास्त्वद्वैते सुखं किन्तु सुखमद्वैतमेव हि।

किं मानमिति चेन्नास्ति मानाकाङ्क्षा स्वयंप्रभे ॥ २३ ॥

（回答）："在非二元性状态中，毫无快乐的经验。但是，非二元性本身就是喜乐。""证据是什么？""自显，无需任何其他证据。"

室利·维迪安拉涅·斯瓦米的回答得非常干脆：非二元性中毫无快乐的经验，但是非二元性本身就是喜乐。对这一回答的理解可以回到我们之前在第 17 节中所作的解释。也就是说，我们首先要分辨清楚，什么是经验性的喜乐，什么是绝对本体意义上的喜乐。

"快乐的经验"本身是三元组中的，是经验性的喜乐。在二元性状态中，我们体验到的快乐或喜乐都是有限而短暂的，都是经验性的，它们或出于生理的感官，或出于与外界对象的接触，或出于某种知识。这样的快乐经验是条件式的，也可以用佛教术语说是缘起的。既然是缘起的，就是非本质的，它不能固定自身，而是随条件变化而变化的。如果人们执着于这缘起的快乐，那么他必定会面对无比的烦恼和痛苦（就如我们之前讲述过的那样）。这样常变的快乐如何能够满足博学的拿拉达？

非二元性的喜乐是绝对本体上的喜乐，就是绝对本体自身，就是梵。在梵中，主体、客体以及它们之间的关系返回到了梵这一原点上，至大无极者哪里还有什么缘起？哪里还有什么条件呢？

在室利·维迪安拉涅·斯瓦米看来，非二元性的梵本身就是喜乐，并且这是自明的。对此，我们普通人能明白吗？不能或很难。我们需要有新的思路或态度。

我们需要经历很多二元性的快乐才能获得非二元性的喜乐。非二元是针对二元的，我们又处于二元性世界，我们无法直接安住在非二元中。因此，我们一定需要"通过"二元性而获得非二元性的喜乐。第 16 节告诉我们，"自我存在于三摩地、深眠和狂喜的状态中"，要获得非二元性的喜乐，即要获得自我，就要进入"三

摩地、深眠和狂喜的状态"中。这就让我们明白了为什
么几乎所有的印度瑜伽传统都告诫我们：瑜伽的目的就
是"三摩地"。

第 24 节

स्वप्रभत्वे भवद्वाक्यं मानं यस्माद्द्वानिदम् ।
अद्वैतमभ्युपेत्यास्मिन्सुखं नास्तीति भाषते ॥ २४ ॥

你的反论本身就证明，自我意识的非二元性存在具
有自显的性质。因为你承认那独一无二者的存在，只是
不承认它是喜乐而已。

室利·维迪安拉涅·斯瓦米认为，反对者的反论本
身就是自我意识的非二元性存在的证明，并且这种非二
元性存在具有自显的性质，因为反对者说"假如在二元
性中没有快乐，那么在非二元性中也没有快乐"，在这
里，反对者就承认了"非二元性"的存在，只是认为在
非二元性中也没有喜乐而已。

第 25 节

नाभ्युपैम्यहमद्वैतं तद्द्वचोऽनूद्य दूषणम् ।
वच्मीति चेत्तदा ब्रूहि किमासीद्वैततः पुरा ॥ २५ ॥

（反论）：我不承认非二元性，而只是认为非二元性是一个可以加以驳斥的假设。（回答）：请告诉我们，二元性出现之前，何物存在？

反对者明确地说，他不承认非二元性的存在，而只是认为：（1）非二元性只是一个假设；（2）这个假设是可以加以驳斥的。

于是，为了引导反对者接受非二元性，室利·维迪安拉涅·斯瓦米循循善诱，反过来询问反对者：在二元性出现之前何物存在？

第 26 节

किमद्वैतमुतद्वैतमन्यो वा कोटिरन्तिमः ।

अप्रसिद्धो न द्वितीयोऽनुत्पत्तेः शिष्यतेऽग्रिमः ॥ २६ ॥

它是非二元性、二元性或某种不同于非二元性和二元性的东西吗？它不可能是最后一种，因为如此设想是不可能的。它也不可能是二元性，因为那时它还没有出现。因此，唯有非二元性存在了。

室利·维迪安拉涅·斯瓦米自问自答，他在逻辑上罗列了二元性出现之前所有的可能性：第一，在二元性出现之前，存在非二元性；第二，在二元性出现之前，

存在二元性；第三，在二元性出现之前，既不存在非二
元性，也不存在二元性。但因为第三种情况无法设想，
即不可能"既不存在非二元性，也不存在二元性"，这
第三种可能性立刻就被排除。而依据"在二元性出现之
前"的话语逻辑，二元性当然还没有出现，故而第二种
情况也不可能，也被排除了。结果只剩下第一种，即在
二元性出现之前，存在非二元性。

第 27—28 节

अद्वैतसिद्धिर्युक्तयैव नानुभूत्येति चेद्वद ।

निर्दृष्टान्ता सदृष्टान्ता वा कोट्यन्तरमत्र नो ॥ २७ ॥

नानुभूतिर्न दृष्टान्त इति युक्तिस्तु शोभते ।

सदृष्टान्तत्वपक्षे तु दृष्टान्तं वद मे मतम् ॥ २८ ॥

（反论）：关于非二元性的真理只是通过论证而非经
由经验确立的，这一真理是不可能被经验到的。 （回
答）：那么请你告诉我，你的论证又能否得到例证支持，
能或不能，二者必居其一。你否定非二元性经验（的可
能性）。（但同时，如果你说）没有任何例证（来支持你
确立的关于非二元的论证），那么这将是一个非常奇怪
的逻辑！（你不能说你所支持的论证没有任何例证，因
为任何论证都必定要得到例证的支持。） 如果你有例证，

就请给我们一个可以接受的例证吧。

反对者认为，尽管你关于二元性的真理（即二元性
出现之前存在非二元性）在论证上是可以成立的，但是
任何真理都应该由经验加以确证，而你关于非二元性的
真理不能被经验确证，所以它不是真理。对此，反对者
需要关于非二元性的真理的"经验的"例证。

室利·维迪安拉涅·斯瓦米微笑着回应反对者，既
然反对者认为真理需要"经验"来确证，那么，反对者
反对"二元性出现之前只存在非二元性"是否有经验的
例证呢？因为二元性出现之前存在的，不是二元性就是
非二元性。既然反对者否定了非二元经验之可能性，可
是他又要求给出经验性的例证，这样，反对者的前后逻
辑就是混乱的。

其实，根据非二元性的特征，即在非二元性中，不
存在"经验者、经验和被经验的对象"这一三元组，那
么，二元性中的三元组之"经验"就不适用于非二元性。

这一对话是对学生一个有趣的引导。

第 29 节

अद्वैतः प्रलयो द्वैतानुपलम्भेन सुषिवत् ।
इति चेत्सुषिरद्वैतेत्यत्र दृष्टान्तमीरय ॥ २९ ॥

（反论）：（这里有一个有例证的论证）。在宇宙的消解中存在非二元性，因为正如在深眠中经验不到二元性一样，我们在那里也经验不到二元性。（回答）：请给出一个例证，来支持你关于在深眠中没有二元性的论证。

此时，反对者还没有理解非二元性中"经验"的本质。于是他给出了一个例子，即在宇宙消解中存在着非二元性。原因是，在其中我们经验不到二元性，正如我们在深眠中经验不到二元性一样，所以在宇宙消解中必定存在非二元性。多么可爱的反对者啊！不过，我们大家此时都要追问一句：深眠状态和宇宙消解的状态一样吗？或者，相似吗？再或者，在深眠状态中、在宇宙消解过程中，我们的心意何在？我们的心意何能？我们的心意怎能？

在这里，室利·维迪安拉涅·斯瓦米进一步引导反对者，用反对者自己提出的需要经验例证的逻辑，让反对者提供一个在深眠中经验不到二元性的例证。

第30－32节

दृष्टान्तः परसुमिश्छेदहो ते कौशलं महत् ।
यः स्वसुमिं न वेत्त्यस्य परसुमौ तु का कथा ॥ ३० ॥
निश्चेष्टत्वात्परः सुमो यथाहमिति चेत्तदा ।
उदाहर्तुं सुषुप्तेस्ते स्वप्रभत्वं बलाद्भवेत् ॥ ३१ ॥

नेन्द्रियाणि न दृष्टान्तस्तथाप्यङ्गीकरोषि ताम् ।

इदमेव स्वप्रभत्वं यद्बानं साधनैर्विना ॥ ३२ ॥

（反论）：某个他人的深眠状态可以作为例证。（回答）：你确实是个聪明人。你对你自己在深眠中的经验一无所知，你就用他人的深眠经验作为例证来支持你的论证，而且你还声称你知道他人的深眠经验。

（反论）：因为他人在深眠中不活动，所以我也一样。（回答）：那么，从你的例证的效力来看，你承认在你自己的睡眠中非二元性之真理的自显本性。（这如何可能?）没有任何感官（因为你说你不活动），没有任何例证（因为你不承认举出的例证），然而却存在（你承认的）非二元状态。这就是那所谓的非二元状态的自显本性。因此，你不得不承认它。

反对者给出了例证，他提出"某个他人的深眠状态"这一例证，他认为他自己和他人一样，在深眠中"不活动"。

室利·维迪安拉涅·斯瓦米指出了反对者反对论证中存在的事实：第一，反对者自己没有深眠中的经验（所以只好借助他人的深眠经验给出例证）；第二，反对者给出他人的经验之前提是，反对者能够知道或经验他人的经验。

维迪安拉涅直接否定了反对者的例证，因为反对者说他自己和他人一样，在深眠中"不活动"。既然"不活动"，何来经验？所以反对者的例证不能成立。但是，反对者承认在"在深眠中不活动"，也就是承认了（在深眠中）存在非二元性。

第33—34节

स्तामद्वैतस्वप्रभत्वे वद सुप्तौ सुखं कथम्।

शृणु दुःखं तदा नास्ति ततस्ते शिष्यते सुखम् ॥ ३३ ॥

अन्धः सन्नप्यनन्धः स्याद्विद्धोऽविद्धोऽथ रोग्यपि।

अरोगीति श्रुतिः प्राह तच्च सर्वे जना विदुः ॥ ३४ ॥

（反论）：如果承认在深眠中存在非二元状态，并且承认它是自显的，那么你所说的喜乐怎么样？（回答）：当所有痛苦都消失，剩下的就是喜乐。经典上说，在深眠中，盲者不盲、伤者不伤、病者不病。所有人都知道这一点。

在这里，反对者后退了一步，他承认在深眠中存在自显的非二元状态，然后又问，那喜乐又是什么呢？其潜在的反对意见是，如果存在自显的非二元状态，何来"经验性的"喜乐呢？

室利·维迪安拉涅·斯瓦米引用经典说，所有人都知道人在深眠中没有任何痛苦——诸如眼盲、伤口疼痛、病者难受等。那么，既然在深眠中没有任何痛苦，剩下的就只有喜乐了。

《唱赞奥义书》（VIII. iv. 2；VIII. x. 3）中提到一个问题，即脱离了二元性的状态是怎么样的。众多的《奥义书》说，至上自我是梵，是分界，是堤坝，这样可以让二元性世界和非二元性世界不至于混乱。二元性世界中有衰老、死亡、忧愁等；非二元性世界中则没有这些痛苦和二元对峙。非二元性世界超越了一切二元性，是完全的光明，是"盲者不盲、伤者不伤、病者不病"的。过了这个"分界"、这个"堤坝"（也就是认知达到一个新境界，或者说，无明消失了），剩下的就只有光明。

这里描述的不同世界非常形象，"界限"分明。但是，我们必须要从深层次的哲学上加以理解。事实上，并不存在所谓的两个不同世界或多个世界，也没有"界限"分明的所谓"分界""堤坝"。"分界""堤坝"只是一种比喻的说法。《唵声奥义书》也谈到了意识的不同层面（包括醒态、梦态、深眠态以及图利亚状态等四种意识状态）。其实，世界只是一个世界，意识只是一个意识，只是它们在不同的层面或对它们的理解在不同层面。最终我们会明白，不存在所谓的醒态、梦态、深眠态以及图利亚状态的区分。摩耶（无明、无知）消除了，剩下的就只有同质的光明世界。有人会问，这如何理解，如何进入这样的世界？其实，你本就在这个世

界，你只要转身就可以。你敲门，门就开。你转身，身
影没。

第 35－36 节

न दुःखाभावमात्रेण सुखं लोष्टशिलादिषु ।

द्वयाभावस्य दृष्टत्वादिति चेद्विषमं वचः ॥ ३५ ॥

मुखदैन्यविकाशाभ्यां परदुःखसुखोहनम् ।

दैन्याद्यभावतो लोष्टे दुःखाद्यूहो न सम्भवेत् ॥ ३६ ॥

（反论）：没有痛苦并不必然意味着喜乐。比如，像
石头或泥土这样的对象，就既不经验痛苦，也不经验快
乐。（回答）：你的这一类比是错误的。（我们可以）从
他人脸上展现的忧郁或微笑推知他是忧伤还是欢乐。但
在泥土的例子中，不可能从相关的迹象中推断出忧伤，
等等。

针对室利·维迪安拉涅·斯瓦米说的"当所有痛苦
都消失，剩下的就只有喜乐"，反对者把不同类的事物
（石头、泥土和人类）做了同一的类比，并在此基础上
得出结论说"没有痛苦并不必然意味着喜乐"。

事实上，要经验痛苦或快乐，就需要有心意的活
动，就需要知觉和感知。然而，在所能观察的意义上，

我们可以说石头或泥土没有感知，也就不会经验痛苦或快乐。所以室利·维迪安拉涅·斯瓦米指出，这一类比并不恰当。而作为生命体的人，我们可以从他们的脸色上看到他们是否痛苦或快乐。在童话里说，石头会说话，河流会唱歌，这些都是拟人的表达，而不能从字面上去理解。

（后面我们还可以看到，诸如石头或泥土之类的对象，也涉及梵的存在方面，但它们没有梵的意识和喜乐。）

第 37 节

स्वकीये सुखदुःखे तु मोहनीये ततस्तयोः ।

भावो वेद्योऽनुभूत्यैव तदभावोऽपि नान्यतः ॥ ३७ ॥

然而，我们的快乐和痛苦不是通过推论得知的，而是直接经验到的。

室利·维迪安拉涅·斯瓦米明确地告诉反对者，"我们的快乐和痛苦"并不是通过推论得知的，而是"直接经验到的"。当然，这是二元层面中的经验。

快乐和痛苦的认知基于经验，而非推理，尽管有些时候我们可以通过推理而非经验知道对象的存在。然而，在很多方面，只有经验才具有"真实"性和"权

威"性。某人亲身的"经历"给人留下的印象或记忆总
是很有力量的。更多人的认识是，我们的理论如果得不
到实践经验的印证，我们的理论就会变得苍白无力。而
瑜伽的修持、吠檀多的实践，既是理论的，更是实践
的。但是，当我们涉及非二元状态时，三元组消失了，
就不会有二元性的"经验"！

《奥义书》告诉我们，经验可以分醒态的经验、梦
态的经验、深眠态的经验、图利亚状态的经验。但不同
意识状态的经验并不容易比较。不过，人们更多关注和
体验的是醒态或梦态的经验。现代自然科学和社会科学
处理的一般都是作为主体的人在醒态时对客体对象的经
验。但显然，吠檀多不二论对经验的理解超越了醒态或
梦态的经验——非二元的梵是绝对的经验。在某种意义
上，作为现代人的我们，你当然可以把"梵论"视为一
种基于经验论的形而上学。

第 38 节

तथा सति सुषुप्तौ च दुःखाभावोऽनुभूतिभिः ।

विरोधिदुःखराहित्यात्सुखं निर्विघ्नमिष्यताम् ॥ ३८ ॥

同样，在深眠中，我们直接经验不到任何痛苦，而
且，由于所有痛苦都是与喜乐相对立的，因此，完全没
有痛苦就是全无障碍的喜乐，且必须将此喜乐认为是我

们的经验。

《大林间奥义书》（VIII. vi. 3）说："一个人进入深眠，所有的感官都撤回，心意变得彻底平静，也不做梦，那时他（的灵魂）已经进入（从心向外延伸的）脉管。"我们的灵魂（jiva）几乎每天都进入深眠中。在深眠中，没有痛苦，也就是，深眠中没有人们所谈论的二元性的痛苦，就只剩下了二元中与痛苦相对立的欢乐、快乐、愉悦。

第39—40节

महत्तरप्रयासेन मृदुशय्यादिसाधनम् ।

कुतः सम्पाद्यते सुप्तौ सुखं चेत्तत्र नो भवेत् ॥ ३९ ॥

दुःखनाशार्थमेवैतदिति चेद्रोगिणस्तथा ।

भवत्वरोगिणस्त्वेतत्सुखायैवेति निश्चिनु ॥ ४० ॥

如果睡眠不会产生喜乐的经验，那么人们为何会如此努力地获得软床等呢？

（反论）：那只是为了消除疼痛。（回答）：这只适用于病人的情况。但是既然健康的人也是如此，睡眠必定是为了获得快乐。

反对者回应很敏锐。但维迪安拉涅的再回应同样敏锐，睡眠会产生喜乐的经验，并且舒服的床具（如软床）可以帮助我们在睡眠中更好地获得快乐。

第 41 节

तर्हि साधनजन्यत्वात्सुखं वैषयिकं भवेत् ।
भवत्येवात्र निद्रायाः पूर्वं शय्यासनादिजम् ॥ ४१ ॥

（反论）：那么睡眠中的快乐产生于如睡床等对象。（回答）：确实，入睡前的快乐依靠这些对象。

不过，维迪安拉涅话锋一转，他说，（只是）"入睡前的快乐依靠这些对象"。

第 42—43 节

निद्रायां तु सुखं यत्तज्जन्यते केन हेतुना ।
सुखाभिमुखधीरादौ पश्चान्मज्जेत्परे सुखे ॥ ४२ ॥
जाग्रद्व्यापृतिभिः श्रान्तो विश्रम्याथ विरोधिनि ।
अपनीते स्वस्थचितोऽनुभवेद्विषये सुखम् ॥ ४३ ॥

但是，在深眠中经验到的快乐并不是从任何对象中获得的。人们可以上床睡觉以期快乐，但不久之后，他

**就会经验到一种更高级的快乐。整日在尘世事务中疲于
奔命的人一经躺下休息，便消除了通向快乐的障碍。他
心意平静，在床上享受休息的快乐。**

维迪安拉涅在这一节明确告诉我们，"在深眠中经
验到的快乐并不是从任何对象中获得的"，也就是说，
深眠中的快乐不是二元的快乐，因为这里没有主体、客
体和认识过程三元组。在深眠中，感官内摄了，感觉安
静了。感官越内摄，接触外在对象的感知就越少。人们
从醒态慢慢进入梦态，再之后进入深眠态。在这一过程
中，人们经验到的是"一种更高级的快乐"。

对于普通人，我们难以主动体验到非二元的喜乐，
我们的喜乐或快乐总是二元性的。我们会以不同的方式
休息。室利·维迪安拉涅·斯瓦米认为，睡眠这一休息
方式，可以通向更高级的快乐。因为睡眠，尤其是深
眠，心意平静了，心意不再如猴子般躁动不安。《瑜伽
经》说，"瑜伽就是控制心意的波动"，瑜伽的目的就是
"三摩地"。由此我们可以明白，普通大众与瑜伽圣人或
瑜伽士之间的差异和同一。其同一就在于，众人与圣人
或瑜伽士都有深眠，也都会在此深眠中处于心意消融、
感官内摄、暂时没有主—客二元对峙的心意烦恼的状
态，从而暂时达到梵的境界。其差异是，圣人或瑜伽士
在清醒的状态下也可以处于心意消融、感官内摄、主客
差异消失的状态，也就是说，他们在清醒的状态下也不

会被二元性所带来的一切——包括快乐或痛苦束缚，相反地，他们可以体验到非二元的喜乐。在任何状态下，他们都可以恒久地处于非二元的状态。要获得这样的境界，有的圣人是通过智慧之道达成的，并且一直处于智慧之境中；有的瑜伽士则不完全如此，他们只有处于瑜伽的禅定之境中才得以如此。

第 44 节

आत्माभिमुखधीवृत्तौ स्वानन्दः प्रतिबिम्बति ।

अनुभूयैनमत्रापि त्रिपुट्या श्रान्तिमाप्नुयात् ॥ ४४ ॥

当他的思想走向自我时，他会经验到反射在智性中的自我之喜乐。然而，当他经验到这一喜乐之后，他就会厌倦那些来自（经验者、经验和被经验的对象）三元组的快乐。

维迪安拉涅继续为我们解说喜乐和经验。深眠中的人，当他的思想走向自我时，他就会在智性中经验到反射在其中的喜乐；并且一旦他经验到了这种喜乐，他就会厌倦那些由二元性中的三元组产生的快乐。

这如何可能？在这里，自我（the Self）不是一个客体对象，而是存在之根基，是存在本身。思想走向自我，就是思想的回归。然而，只要思想去认识、去经验，它就是处于三元组中的。那么，自我（梵）反射在智性中的喜乐是二元性的喜乐吗？从分析的角度看，显然，这反射的喜乐是二元性喜乐。只是这反射的喜乐更逼近、更接近梵乐。所以，尽管这反射的喜乐是二元性的，但显然它更高级，比大多数二元性喜乐更加喜乐。智性由三德中的善良之德构成。当我们经验到这种更加纯粹的喜乐之后，对于普通的三元组（经验者、经验和被经验的对象）所产生的不稳定的、脆弱的、暂时性的快乐就全无兴趣了。在这里，我们要动态地理解二元性喜乐或三元组喜乐。事实上，三元组带来的快乐或喜乐取决于三元组之间的组合方式，以及三元组主体或客体或认识方式本身的差异——二元性的喜乐或三元组的喜乐本身是有差异的，根据三元组之间不同的关联方式，可以存在不同程度的喜乐。

从二元性或三元组喜乐到非二元性喜乐之间有一个局部发展的过程。我们可以注意到：

第一，二元性喜乐具有层次性；

第二，没有二元性喜乐，就难以理解非二元性喜乐；

第三，通过吠檀多不二论智慧分辨哲学，或通过生活本身，人们有可能不再执着于二元性喜乐；

第四，非二元性喜乐并非离开二元性喜乐，而是超越二元性喜乐。

某些传统把非二元性喜乐与二元性喜乐完全对立和

分离开来。但在事实上，这种对立和分离没有必要。对于二元性喜乐，我们的态度应该是，在肯定中否定。

第 45 节

तच्छमस्यापनुत्यर्थं जीवो धावेत्परात्मनि।

तेनैक्यं प्राप्य तत्रत्यो ब्रह्मानन्दः स्वयं भवेत्॥ ४५॥

为了消除疲劳，灵魂（吉瓦）① 走向他真正的自我并与之合一，在睡眠中经验梵乐。

睡眠的目的究竟是什么？除了粗身即生理上的需要，是不是还有其他原因？维迪安拉涅告诉我们，在睡眠中吉瓦"走向他真正的自我并与之合一"，并"在睡眠中经验梵乐"。这一经验的洞见对于瑜伽的实践非常关键。

睡眠是我们生下来就会的，不用教，不用培训，正所谓饿了就吃，累了就睡。对我们来说，要睡眠，一个直接的原因是为了消除疲劳。疲劳有两种，一种看得见的疲劳——肉身的疲劳，一种看不见的疲劳——心意的疲劳。

---

① 在本书中，"灵魂"一词是对 jiva 一词的意译，也可以音译成"吉瓦"。由于印度吠檀多对身心灵的理解与西方不同，所以当我们看到"灵魂"一词时，我们需要注意，这个灵魂与西方人理解的"灵魂"会有差异。——译者注

　　科学研究告诉我们，睡眠是一种非常独特而有效的消除身体疲劳、恢复体力、让生命正常运作的必要方式。没有睡眠，我们根本就无法活下去。《唵声奥义书》曾对人的意识状态做过相当深刻的分析。它把人的意识分为醒态、梦态、深眠态和图利亚状态，其中两种状态（梦态和深眠态）都是睡眠中的状态。我们对醒态认识较多，而对梦态了解较少。《唵声奥义书》说："做梦状态，就是 taijasa，第二足。在这一状态中，意识转向内在，有七种工具、十九个感知通道，享受细食。"这里的七种工具是头、两眼、鼻、躯体、腰和脚；十九个感知通道是五个感知器官（眼、耳、鼻、舌和身）、五个行动器官（口或声带、手、脚、肛门和生殖器）、五气（命根气、下行气、上行气、平行气、遍行气）、心意、菩提、我慢、记忆。在梦态中，它们都还发挥作用。但到了深眠态，心意没有了欲望，没有了感官活动，也没有了梦。这时，你意识不到任何东西。但你无法持久处于这一状态，你会重新回到梦态和醒态。

　　但睡眠的作用不止这些。我们个体灵魂，即吉瓦，在睡眠中"走向他真正的自我并与之合一"，并"在睡眠中经验梵乐"。在之前的经文中，维迪安拉涅告诉我们在深眠中可以经验更高级的快乐。这一节则明确说，在睡眠中会经验梵乐——之所以会"经验"梵乐，是因为吉瓦走向了"他真正的自我"，并"与之合一"。正因为这种"合一"，才使得吉瓦融进梵中并"成为"梵，成为梵才能经验梵乐——这"经验"超出了三元组。而正是这种对梵的经验，让我们"睡饱"了、"睡足"了，从而心满意足。我们借用潘尼卡曾用过的一个比喻，月亮因为太阳发出的光而明亮。如果月亮不断地靠近太阳，甚至完全进入太阳的光中，谁还能说那月亮是因着阳光而明亮的，因为此时月亮就在光中，甚至本身就是光了。

第 46—47 节

दृष्टान्ताः शकुनिः श्येनः कुमारश्च महानृपः ।

महाब्राह्मण इत्येते सुप्त्यानन्दे श्रुतीरिताः ॥ ४६ ॥

शकुनिः सूत्रबद्धः सन्दिक्षु व्यापृत्य विश्रमम् ।

अलब्ध्वा बन्धनस्थानं हस्तस्तम्भाद्युपाश्रयेत् ॥ ४७ ॥

经典给出了下面诸多例子，来说明在睡眠中享受的喜乐：隼、老鹰、婴儿、伟大的国王和知梵者。隼被系在一根绳子上飞来飞去却不能找到休息之地。为了休息，它只能飞回主人的手上或它被系缚的杆子上。

例子来自《唱赞奥义书》（VI. viii. 2）。

阿鲁尼（Aruni）之子乌达拉卡（Uddalaka）对其子希瓦塔克图（Svetaketu）讲述了睡眠的本质。他说，一个人一旦入眠，他就与存在（Sat）结合。他已经进入自我，所以称为"入眠"。吠檀多认为，梵反射在菩提里就是灵魂（jiva），当菩提停止活动，就会与存在合一。人在睡眠的时候，一旦进入深眠状态，菩提就停止工作，这时人与梵合一。

隼被系在绳子上飞来飞去，不能找到休息之地。为了休息，它不得不飞回到主人的手上或它被系缚的杆子上。隼就是灵魂；飞来飞去，就是心意波动；找不到休息之地，就是心意波动难有最终归宿；飞回主人手腕上或被系缚的杆子，就是与存在合一，就是与梵合一。

第48节

जीवोपाधिर्मनस्तद्द्धर्माधर्मफलाप्तये ।
स्वप्ने जाग्रति च भ्रान्त्वा क्षीणे कर्मणि लीयते ॥ ४८ ॥

类似地，在梦态和醒态中，为了获得正当或不正当行为的果实，心意，即灵魂的工具，不断运动着。当对这些果实的经验停止时，心意就融入它的原因中，即未分化的无明中。

在梦态和醒态，我们渴望行动和行动的果实，并努力追寻和实现之。因此，我们的心意一刻不息地波动着。《瑜伽经》说，要控制心意的波动，就是因为当心意的波动平息之时，心意就融进了它的"原因"中，也就是未分化的摩耶中。

第 49 节

श्येनो वेगेन नीडैकलम्पटः शयितुं व्रजेत् ।

जीवः सुप्त्यै तथा धावेद्ब्रह्मानन्दैकलम्पटः ॥ ४९ ॥

老鹰只冲向它的窝巢，以期找到歇息之地。类似地，只渴望经验梵乐的灵魂奔向睡眠。

《大林间奥义书》（IV. iii. 19）说，就如老鹰在空中盘旋，疲倦了，收拢双翼，冲向自己的窝巢，原人（灵魂）快速地入眠，不含愿望，不做梦。

第 50 节

अतिबालः स्तनं पीत्वा मृदुशय्यागतो हसन् ।

रागद्वेषाद्यनुत्पत्तेरानन्दैकस्वभावभाक् ॥ ५० ॥

在母亲怀里喝足了奶的婴儿满脸喜色地躺在柔软的摇篮里。没有欲望，没有厌恶，他享受其本性之喜乐。

再一次举例阐述。吃饱了、喝足了的婴儿，无欲无求，满心喜悦地享受着本性的喜乐。

读者一定对"回到纯真""第二次纯真"等说词不

陌生。人们向往婴儿般的纯真，人们希望重新回到纯
真，人们希望获得人生的第二次纯真。圣人常说，要向
孩子学习，要像孩子那样。耶稣说，要像孩子一样才能
进天国。之所以有这样的说法和看法是因为，孩子（更
不用说婴儿了）心意纯真，他们的行动出于本性自然，
他们没有被异化或被染着。成人常常不快乐，因为他们
更多地想要"为了获得正当或不正当行为的果实"，他
们始终执着于欲望，他们陷入他们自己的心意为他们自
己创造的轮回之轮中。

第 51 节

महाराजः सार्वभौमः सुन्तृप्तः सर्वभोगतः ।

मानुषानन्दसीमानं प्राप्यानन्दैकमूर्तिभाक् ॥ ५१ ॥

　　一位伟大的国王——世界的主宰，获得了所有的快
乐，这些快乐标志着人类快乐得到完全满足之极限，他
成了喜乐的化身。

　　伟大的国王，要风得风，要雨得雨，享受着世上的
美味、美色、财富、权力，等等。他获得了所有的快
乐，甚至成为喜乐的化身。获得喜乐者，就如世上的国
王一般，获得了最高级的快乐，即梵乐。

第 52 节

महाविप्रो ब्रह्मवेदी कृतकृत्यत्वलक्षणाम् ।

विद्यानन्दस्य परमां काष्ठां प्राप्यावतिष्ठते ॥ ५२ ॥

伟大的婆罗门，也就是知梵者，把知识的喜乐扩展
到了它的极限。他成就了所有想要成就的一切，并安住
在那种状态中。

伟大的婆罗门探究自我，反思我是谁，实践伟大的
瑜伽之道，超越狭隘的私我、小我，获得觉悟。这样的
婆罗门，把知识的喜乐扩展到极限，他成了喜乐的化
身，成了喜乐本身，成了梵，所以他成就了所有想要成
就的一切，并安住在梵中。

梵有存在、意识和喜乐三个方面。这三方面并不对
立的，而是三位一体的。当我们说存在时，必定说到意
识和喜乐；当我们说意识时，必定说到存在和喜乐；当
我们说喜乐时，必定说到存在和意识。这三个方面是不
可分开、不可分割的整体，但并不同一，也无法等同起
来。在自我知识的道路上孜孜以求的人，在梵的意识方
面有所得者必定是整体的"得"，他必定有了存在的根
据，有了完整的喜乐。婆罗门在获得自我知识的情况
下，就可以说他成就了一切，获得了圆满，没有缺憾。

他一定安住在自我之中，满心喜悦。他已经有"根"，
甚至成了"根"，他安然而自在。

第 53 节

मुग्धबुद्ध्यातिबुद्धानां लोके सिद्धा सुखात्मता ।

उदाहृतानां मन्ये तु दुःखिनो न सुखात्मकाः ॥ ५३ ॥

　　人们认为，天真无邪的婴儿、具有分辨力的国王、
聪明的婆罗门都是快乐者。其他人则遭受痛苦，很不
快乐。

　　《大林间奥义书》（II. i. 19）谈到了这三类人，他们
都达到了快乐的顶点。婴儿能达到喜乐，是因为单纯无
障碍；国王达到喜乐，是因为他体验了各种快乐，有了
分辨力；婆罗门达到喜乐，是因为通过知识，而对自我有
了分辨。其他人没有这种对自我的分辨，也没有心地的纯
真，他们处在二元性中，经验二元性的痛苦和快乐。

第 54 节

कुमारादिवदेवायं ब्रह्मानन्दैकतत्परः ।

स्त्रीपरिष्वक्तवद्वेद न बाह्यं नापि चान्तरम् ॥ ५४॥

像婴儿和其他两类人一样，人们进入深眠，只享受梵乐。在那种状态中，他就如一位被爱妻所拥抱着的男子，意识不到内在和外在的任何事物。

婴儿、国王和婆罗门在醒态时也享受喜乐，但普通人只能在深眠的时候享受喜乐。在深眠中，心意进入了无差别的状态，停止了猴子般的躁动，那时就可以处于梵乐之中——就如处在情爱之中的男子被爱妻拥抱，而意识不到"内—外"二元的分别。但是，当我们因为根无明（mulavidya，生而具备的无明）而再一次回到梦态和醒态的时候，就会忘记梵乐。

第 55 节

बाह्यं रथ्यादिक वृत्त गृहकृत्यं यथान्तरम् ।

तथा जागरणं बाह्यं नाडीस्थः स्वप्न आन्तरः ॥ ५५ ॥

在外面街道上发生的事可被称为是外部的事，在房子内所做的事可被称为是内部的事；同样，醒态的经验可被称为是外部的，产生于心意和神经系统内的梦可被称为是内部的。

作者在这里对内部和外部做了自己的理解。我们谈论内部和外部是基于清醒状态，并且是基于我们主体的设定。但这里，作者却从意识的层面来划分。醒态被视为外部，梦态被视为内部。依此可知，深眠态既不是外部也不是内部，而是超越了外部和内部。从认识论上说，那种状态就没有内部和外部。

第56节

पितापि सुप्तावपितेत्यादौ जीवत्ववारणात् ।
सुप्तौ ब्रह्मैव नो जीवः संसारित्वासमीक्षणात् ॥ ५६ ॥

天启经说："在睡眠中，甚至父亲也不再是父亲。"在所有世俗观念缺失的状态下，灵魂的身份消失了，一种纯粹意识的状态占了上风。

《大林间奥义书》说，进入深眠就会"摆脱欲望、邪恶和恐惧"（IV. iii. 21），"在这一状态中，父亲不再是父亲，母亲不再是母亲，世界不再是世界，天神不再是天神，吠陀不再是吠陀。在这一状态中，盗贼不再是盗贼，杀害胎儿者不再是杀害胎儿者，旃陀罗①不再是旃陀罗，包格沙②不是包格沙，沙门不是沙门，苦行者

---

① 旃陀罗（Chandala），指由首陀罗的父亲和婆罗门的母亲所生的人。

② 包格沙（Paulkasa），指由首陀罗的父亲和刹帝利的母亲所生的人。

不是苦行者。善行不跟随他，恶行也不跟随他。因为此时他已经超越心中的一切烦恼。"（IV. iii. 22）在这样的状态中，个体的身份——即灵魂的身份，因为融合而消失了。此时，是一种纯粹的意识，即梵。

第 57 节

पितृत्वाद्यभिमानो यः सुखदुःखाकरः स हि ।
तस्मिन्नपगते तीर्णः सर्वाञ्छोकान्भवत्ययम् ॥ ५७ ॥

拥有诸如"我是一个父亲"等观念的人经验欢乐和忧伤。这样的执着一旦消失，他就超越一切悲伤。

"我是一个父亲"，则必然拥有"我是他的儿子"、"他是我的儿子"的身份，这一身份划分了"我—你—他"，"我们—你们—他们"。这样的身份是一个有限的对象，必定受制于二元性，必须面对是非、善恶、苦乐、好坏等二元性苦恼。一旦放弃这种二元性或超越这种二元性，他就会超越因二元性所带来的一切，包括二元性中的悲伤。

第 58—59 节

सुषुप्तिकाले सकले विलीने तमसावृतः ।

सुखरूपमुपैतीति ब्रूते ह्याथर्वणी श्रुतिः ॥ ५८ ॥

सुखमस्वाप्समत्राहं न वै किञ्चिदवेदिषम् ।

इति सुप्ते सुखाज्ञाने परामृशति चात्थितः ॥ ५९ ॥

《阿闼婆吠陀》有一节经文说:"在深眠状态中,当所有的经验对象被吸收、唯有黑暗(答摩)盛行时,灵魂享受喜乐。"从深眠中醒来的人记得他的快乐和无知,还会说:"我睡得很香甜;那时我一无所知。"

此节经文也可以见于《独存奥义书》(13)。这一节经文内容精妙,并不容易理解。

印度教传统认为,人有三身,即因果身(karana sharira,在深眠中)、精身(linga sharira,在梦态中)和粗身(sthula sharira,在醒态中)。在因果身中,我们具有了"我感",也就是私我(我慢,Ahamkara)。一般认为,当我们处在因果身中时,我们没有二元性的经验,也就是说,在深眠中,因为我们没有任何心意的活动,我们无法享受喜乐——"至少"无法享受二元中的快乐,因为在这一状态中,三元组暂时隐退了。

　　不过，《吠檀多精要》（46）中说，在深眠态通过由纯意识照亮的无明的精妙功能，享受着喜乐。这一说法的依据是《唵声奥义书》（5）以及如"我睡得很香甜；那时我一无所知"等经文。换言之，在通常的二元性意义上，我们无法谈论和经验深眠中的经验。所以，我们要明白深眠中的喜乐和我们处于其他状态中的喜乐之差别。

　　《瑜伽经》的作者帕坦伽利说，要经验就需要心意的波动（vritti）；Ajnana vritti（无知的波动）就是人们在深眠中能够经验喜乐的中介。

　　在深眠态，答摩（tamas，三德中的愚昧之德）占据主导，这就使得心意远离粗糙感官和外在对象，所以人们会说"我睡得很香甜；那时我一无所知"。因此，答摩的功能是驱离或钝化（波动的）心意，并因此使得（内在的）喜乐（显现）成为可能。

　　在梦态，私我（我慢）联结了精微的感官（suksh-ma indriyas，即眼、耳、鼻、舌、身）和精身（suksh-ma sharira，人在梦中的幻身）。在私我（我慢）、精微感官和精身的帮助下，人们经验精微的对象（sukshma vishaya，即色、声、香、味、触）。在这一阶段，人们可以经验到极性，经验到诸如快乐与痛苦、幸福与悲伤、冷和热，等等。

　　在醒时，粗糙的器官和粗身发挥着作用。私我（我慢）与粗糙的感官以及粗身认同。在私我（我慢）、粗糙的感官和粗身的帮助下，人们经验着粗糙的对象

(sthula vishaya)。在这一阶段，人们可以经验到极性，诸如快乐与痛苦、幸福与悲伤、冷和热等等。在梦态和醒态，罗阇（rajas，三德中的激情之德）占据主导。

根据传统的吠檀多不二论哲学，我们已经说过摩耶拥有两种力量：1）遮蔽之力（Āvarana shakti）。答摩占据主导之时，活跃的就是这一遮蔽之力。2）投射之力（Vikshepa shakti）。Vikshepa 的意思是扩散、投射。罗阇占据主导时，活跃的就是这一投射之力。

在深眠态，摩耶的遮蔽之力遮蔽了我们二元意识中的知识之喜乐，因此，我们不知道我们就在喜乐中，但事实是我们就在喜乐中。然而，要明白的是，正是这遮蔽之力产生的一个无知（无明）的波动，经由这无知（无明）的波动，我们经验喜乐。本质上，二元中的快乐和痛苦是绝对喜乐自身一种不同的形式显现——我们也可以退一步说，它是扩散的喜乐。

瑜伽是什么？在醒态，人们通过瑜伽控制心意的波动。因此，摩耶的折射得到了控制。当这种控制得以完全自主实现（即彻底控制了折射）时，人们就可以在醒态经验喜乐。这就是三摩地，即瑜伽的终极目的。

最后，再说说答摩。一般人都以消极的态度看待三德中的答摩。但我们知道，吠檀多在讨论"三德"（善良之德、激情之德和愚昧之德）时，总是使用"主导"（即占据优势）一词。没有答摩之德，睡眠或者休息就不可能，生命就成了地狱。就如房子，房子的地基就是答摩。想象一下，一幢没有地基的楼房能建立起来吗？
在冥想的时候，我们的坐姿必须是稳固的，这稳固的坐
姿就源于答摩的作用。我们要行动，这些行动来自三德
中的罗阇（激情）。三德各有其职能和功能，三德各司
其职。我们不要误解"黑暗"，由答摩引起的"黑暗"
不全是否定性的。正是因为感官的黑暗，我们才能感知
喜乐。吠檀多学者有言，"所有知识都是无知"，这一看
似悖论的话语隐含着深刻的哲学奥义：感官的知识从投
射（vikshepa）而来，这种知识是内在喜乐的一种扭曲，
这种感官知识能够被感官的黑暗（答摩）消除。黑暗有
其极为重要的效用。

第 60 节

परामर्शोऽनुभूतेऽस्तीत्यासीदनुभवस्तदा ।
चिदात्मत्वत्स्वतो भाति सुखमज्ञानधीस्ततः ॥ ६० ॥

回忆会预设经验。因此，睡眠中存在着经验。无梦
之眠（深眠）中经验的喜乐由意识本身揭示，这个意识
也会揭示未分化的无知（Ajnana），而正是这个无知遮
蔽着那种状态中的喜乐。

确实，回忆本身就包含了"对……的回忆"，其中
一定预设了回忆主体先前所记忆的内容，也即经验的内

容。我们可以记得做了什么梦，记得梦中的喜怒哀乐。但是，我们却对"无梦"的睡眠（深眠）中的"经验"没有任何印象。我们只记得"我一无所知"，"我睡得很香甜"。这一节经文再一次告诉我们，深眠中有喜乐，这喜乐由意识本身揭示，即前文说的是"自显的"。同时，这意识也会揭示"未分化的无知"，正是这未分化的无知遮蔽着深眠中的喜乐。

第 61 节

ब्रह्म विज्ञानमानन्दमिति वाजसनेयिनः ।
पठन्त्यतः स्वप्रकाशं सुखं ब्रह्मैव नेतरत् ॥ ६१ ॥

瓦伽沙内耶的信徒说："梵具有意识和喜乐的本性。"因此，自我照亮的喜乐就是梵本身，而非其他任何东西。

参见《大林间奥义书》（III. ix. 28）。瓦伽沙内耶是《夜柔吠陀》中所涉及的一支，为圣人雅伽卡瓦亚所开创。

第 62—63 节

यदज्ञानं तत्र लीनौ तौ विज्ञानमनोमयौ ।
तयोर्हि विलयावस्था निद्रा ज्ञानं च सैव हि ॥ ६२ ॥

विलीनघृतवत्पश्चात्स्याद्विज्ञानमयो घनः ।

विलीनावस्थ आनन्दमयशब्देन कथ्यते ॥ ६३ ॥

心意鞘和智性鞘潜伏在被称作无知（无明）的状态中。深眠是这些鞘得以潜伏在其中的条件，因此深眠是一种无知（无明）的状态。融化了的黄油可以再一次凝固，同样地，这两鞘会在深眠之后再一次显现。心意和智性潜伏在其中的这一状态被称为喜乐鞘。

《泰迪黎耶奥义书》第二章详细讨论了关于五鞘的思想。

五鞘包括：粗身鞘、能量鞘、心意鞘、智性鞘、喜乐鞘。在醒态，粗身鞘占据主导。在梦态，能量鞘、心意鞘和智性鞘占据主导（此时，粗身鞘关闭了）。在深眠态，唯有喜乐鞘发生作用，而心意鞘和智性鞘潜伏起来了。在一定条件下，一条鱼被快速冷冻起来，它看上去跟死了没有什么两样，但通过适当的方法，温度升高回暖了，这条鱼又醒活了过来。又如黄油，可以不断地融化、再不断地凝固。在深眠中，心意鞘和智性鞘潜伏了；一旦醒来，它们就再一次"活蹦乱跳"。如此循环往复。

第 64—65 节

सुषिपूर्वक्षणे बुद्धिवृत्तिर्या सुखबिम्बिता ।
सैव तद्बिम्बसहिता लीनानन्दमयस्ततः ॥ ६४ ॥
अन्तर्मुखो य आनन्दमयो ब्रह्मसुखं तदा ।
भुङ्क्ते चिद्बिम्बयुक्ताभिरज्ञानोत्पन्नवृत्तिभिः ॥ ६५ ॥

　　睡眠之前，投射喜乐的智性波动不已，在深眠中，波动的智性潜伏了，并伴随着投射的喜乐，这就是所谓的喜乐鞘。因此，转而向内的智性波动被称为喜乐鞘，它与无知的波动联结在一起，捕捉意识的投射，享受投射在它之上的喜乐。

　　借用斯瓦米·斯瓦哈南达的话来概括说，喜乐鞘是一种心意和智性波动的潜伏状态，它处于深眠态，折射着梵乐。也就是说，喜乐鞘是朝向内在的心意鞘和智性鞘，因为向内，心意鞘和智性鞘暂时失去了它们向外的对象，停止了它们的职能和功能，就如冷冻了鱼或凝固了的黄油一样潜伏了下来。同时，在这一状态，潜伏下来的心意和智性的波动与无知的波动相联结，通过捕捉绝对意识的投射，来获得和享受着投射在它之上的梵乐。

第 66 节

अज्ञानवृत्तयः सूक्ष्मा विस्पष्टा बुद्धिवृत्तयः ।
इति वेदान्तसिद्धान्तपारगाः प्रवदन्ति हि ॥ ६६ ॥

吠檀多专家说，无知（无明）的波动是精微的，而
智性的波动是粗糙的。

之所以说"无知（无明）的波动是精微的，而智性
的波动是粗糙的"，是因为吠檀多的宇宙论告诉我们，
首先出现的是五大精微元素，即以太（空）、风、火、
水、地。而这五大精微元素与三德中的善良之德所混合
的部分构成了菩提（智性）和心意。无知（无明）更加
精微，也更加基础。相对于智性的波动，无知（无明）
的波动更加精微。

第 67 节

माण्डुक्यतापनीयादिश्रुतिष्वेतदतिस्फुटम् ।
आनन्दमयभोक्तृत्वं ब्रह्मानन्दे च भोग्यता ॥ ६७ ॥

《唵声奥义书》和《塔帕尼亚奥义书》充分地解释
过这一点。正是喜乐鞘，才是享受者；而其享受的，正
是梵乐。

第 68 节

एकीभूतः सुषुप्तस्थः प्रज्ञानघनतां गतः ।

आनन्दमय आनन्दभुक्चेतोमयवृत्तिभिः ॥ ६८ ॥

在折射了超级丰富的意识之智性波动的帮助下，这
一在深眠中已浓缩为一个意识团的喜乐鞘（Anan-
damayah），享受着（投射的）梵乐。

《唵声奥义书》（5）说道："那是深眠态，在这一状
态中一个人既无欲，也无梦。这第三方面叫'般若'
（Prajna，智慧，也叫深慧），处深眠，所有经验归一，
成了一团意识，充满了喜乐，经验喜乐，并且是通向
（梦态和醒态的）知识之门。"

第 69 节

विज्ञानमयमुख्यैर्यो रूपैर्युक्तः पुराधुना ।

स लयेनैकतां प्राप्तो बहुतण्डुलपिष्टवत् ॥ ६९ ॥

醒态和梦态中的自我（Chidabhasa）与不同的鞘
（如智性鞘）相联结，会显现为多（即扮演不同的角
色）。然而，在深眠中，它们又会融合并潜伏下来，就

如一块由众多麦粉糅成的面团一样。

在醒时和梦中，"自我"进入不同的鞘，如智性鞘，它们相互联结，相应地，"自我"以不同方式或程度被遮蔽，而呈现出多样性或差异性，并发挥着不同的作用。在梦态和醒态中，"自我"的二元性主体和客体呈现出缤纷的名（name）和色（form）的多元性。但是，在深眠中一切融合了，就如由众多的麦粉糅成的一面团一样。要注意的是，融合并不等于消亡，它们只是潜伏了起来。待到回到梦态和醒态时，它们就会醒来，如醒来的鱼一样再一次活蹦乱跳起来。

第 70 节

प्रज्ञानानि पुरा बुद्धिवृत्तयोऽथ घनोऽभवत् ।
घनत्वं हिमबिन्दूनामुद्गदेशे यथा तथा ॥ ७० ॥

就如喜马拉雅山区的冷水会凝结成冰一样，作为认知工具的智性波动，也会在睡眠态中联结合一。

作者用在寒冷地区滴水成冰的例子，来比喻在深眠中智性波动会合而为一。水是流动的液态，就好像是心意和智性在醒态和梦态中的波动；冰是凝固的水，不再流动，就好像深眠中心意和智性潜伏下来了。

第 71 节

तद्धनत्वं साक्षिभावं दुःखाभावं प्रचक्षते ।

लौकिकास्तार्किका यावद्दुःखवृत्तिविलोपनात् ॥ ७१ ॥

　　普通人和逻辑学家都说，这种凝固意识的亲证状态的特征是毫无痛苦，因为在那种状态下，由疼痛和痛苦引起的心智波动平息了。

　　普通人在深眠中会直接经验到痛苦和疼痛的消失。逻辑学家根据逻辑分析，在深眠状态下，由痛苦和疼痛引起的心智波动平息了、凝固了，因而就感知不到痛苦和疼痛。

第 72 节

अज्ञानबिम्बिता चित्स्यान्मुखमानन्दभोजने ।

भुक्तं ब्रह्मसुखं त्यक्त्वा बहिर्यात्यथ कर्मणा ॥ ७२ ॥

　　在享受深眠中的梵乐时，投射在无明中的意识是（享受喜乐的）工具。在善业或恶业的推动下，灵魂会放弃喜乐的享受，离开深眠态而进入醒态。

在这里，大概我们都会提出这样一个问题，深眠中喜乐的状态如此美好，为何我们还要醒过来？为何我们还要离开那个状态而重新回到梦态或醒态？

现代经验主义的解释是，人是进化而来的，古时人类的生活充满不确定性和危险性，他们需要时时警惕，免得受到其他动物的致命攻击。所以，即便是睡觉，也需要有一个安全保障机制，需要适时地醒来。深眠中的休息效果最好，但此时对外界全无意识，很容易遭受其他动物的攻击或遇到其他可能的不测。在进化过程中，人每次进入深眠的时间大概是十五分钟，然后就会返回梦态或醒态。梦态中的人很容易受到外界影响。

而根据吠檀多的理论，作为个体的生命体，我们的存在是基于我们的根无明。心意鞘、智性鞘固然会在深眠中凝固成一团意识就像水凝固成冰一样，但其持续的过程不会很长。如果凝固时间太长甚至完全融合到意识中不再分离开来，那么此人在本质上就彻底消融在意识中，直至粗身消亡。但我们累世的根无明包含着各种善恶的业，它们只能暂时被遮蔽或暂时消融，不会自行完全消融。根据各自的善恶业力，每个人都有自己不同的根无明。根据《薄伽梵歌》，那些愚昧之人的睡眠较多，也就是答摩的比重更高，这是自然或业力使然。

需要注意的是，到目前为止，经文所讲的深眠，都是一种被动的深眠，其凝固或消融也是一种被动的潜伏状态。是不是可以主动地进入"深眠"而长久地享受梵乐呢？甚至在醒态中，我们是否也可以享受梵乐呢？对这些问题的回答，构成了喜乐瑜伽哲学的主要内容。

第 73 节

कर्म जन्मान्तरेऽभूद्यत्तद्योगादुद्वध्यते पुनः ।

इति कैवल्यशाखायां कर्मजो बोध ईरितः ॥ ७३ ॥

《独存奥义书》说，由于前世行动（业）的结果，灵魂从睡眠态进入醒态。因此，再一次醒来是行动（业）的结果。

《独存奥义书》（14）说明了内在的真相。通过上一节经文的释论，我们已经知道了其中的原因。我们之所以会醒来，是因为我们的行动（业）。我们每个人累世的行动（业）差别很大，也就是说，我们累世的根无明差别很大，这对我们的今生造成的影响也就很大。从吠檀多不二论的角度看，如何处理睡眠问题、如何更好地睡眠，就成为了一种修持或修行。修持或修行，修的是我们的持守和行为，也就是我们善恶之业力。瑜伽是一种修持或修行之方法。尽管瑜伽修行无法改变既往累世的业力（宿业）本身，但瑜伽可以干预今世的行动（业）。通过这种主动的行动转变而转化我们自身，从而实现生命的觉醒。这让我们明白，轮回并不是消极的命定，轮回本质上可以看作是一种生存状态，一种可以在宇宙中选择存在位置的机会。瑜伽让我们有机会改变我们的生存状态，主动选择我们的位置。我们的命运或生存之境是可以改善的，或可以改变的，甚至我们可以在非常有限的时间内，就在此生此世改变我们的生存状态，选择我们的位置，重获我们的喜乐，就如辨喜说的，让我们的进化加快。

第 74 节

कञ्चित्कालं प्रबुद्धस्य ब्रह्मानन्दस्य वासना ।
अनुगच्छेद्यतस्तूष्णीमास्ते निर्विषयः सुखी ॥ ७४ ॥

醒来后，在深眠中享受梵乐的印迹会短时间地持续。由于他依然会平静和快乐一会儿，所以他对享受外在对象没有任何兴趣。

人们会有这样的经验，睡足了，自然醒来了，就会感到平静和快乐，这种平静和快乐就是梵乐的印迹。不过，醒来一会儿之后，记忆恢复，内外境打开了，烦恼或各种杂事就又开始使我们心意躁动不安。轮回继续着。

第75—76节

कर्मभिः प्रेरितः पश्चान्नानादुःखानि भावयन् ।
शनैर्विस्मरति ब्रह्मानन्दमेषोऽखिलो जनः ॥ ७५ ॥
प्रागूर्ध्वमपि निद्रायाः पक्षपातो दिने दिने ।
ब्रह्मानन्दे नृणां तेन प्राज्ञोऽस्मिन्विवदेत कः ॥ ७६ ॥

　　然后，由于受到即将结出果实的往日之业的推动，他开始思考包含各种痛苦的责任并履行，逐渐忘记了（几分钟前）经验的梵乐。日复一日在睡前睡后经验的梵乐，使人们发展出一种对梵乐的偏好。因此，一个人怎么可能怀疑它（即梵乐的存在）？

　　于是，在业力的推动下，我们再一次开始卷入日常生活的种种活动，开始履行我们各自的职责和责任，之前在深眠中经验的梵乐之印迹很快消失了。

　　这里，似乎也留给了我们一个暗示，梵乐是可以"带出"深眠态而进入醒态中的。如果再深入下去，我们是不是在清醒的状态下也可以持续地处于梵乐状态呢？这种在醒态中持续经历的梵乐之态就是觉悟，那是不二论顶峰之后的生活。罗摩克里希那如是说。

第 77 节

ननु तूष्णीं स्थितौ ब्रह्मानन्दश्चेद्वाति लौकिका: ।

अलसाश्चरितार्था: स्यु: शास्त्रेण गुरुणात्र किम् ॥ ७७ ॥

（反论）：好吧。如果一种纯粹的寂静之态就是享受
梵乐，那么懒人和俗人就达到了他们生活的目标。导师
和经典又有什么用呢?

第 78 节

बाढं ब्रह्मेति विद्युश्चेत्कृतार्थास्तावतैव ते ।

गुरुशास्त्रे विनाऽत्यन्तं गम्भीरं ब्रह्म वेत्ति क: ॥ ७८ ॥

（回答）：如果他认识到他经验的喜乐就是梵乐，那
么你的论点就是对的。但是，没有导师和经典的帮助，
谁能知道如此无比精深的梵呢?

以上（第 77－78 节）对话包含有两个问题：一是
反对者觉得纯粹的寂静之态就是享受梵乐，那么懒人和
俗人无须修行就可以享受梵乐。二是经典和导师对觉悟
梵乐有何意义或作用。

第一个问题，从形式上看，那些经验到"梵乐"的

人似乎处于深眠中的寂静状态。因为人人都可以进入深眠，人人就都可以经验梵乐。既然如此，那么第二个问题，经典和导师似乎就是不必要的了。我们如何区分什么都不做、处于寂静状态的人与从事瑜伽修持、学习吠檀多有成就的人？

作者认为，如果一个人觉知自我、知道自己经验的是梵乐，那么此人就是觉悟的，就处于梵乐之中。这样的人已经觉悟，何须经典和导师？！但是，谁知道纯粹寂静中享受的是梵乐呢？谁知道梵呢？没有经典和导师的帮助，就难以对精深的梵有正确的认识。

导师和经典是觉悟梵最基本的桥梁。经典是以文字形式展示的导师。真正知梵的导师熟悉经典，圆融生活，并在生活中实践，同时还有能力帮助学生避免觉悟之道上的错误。导师是觉悟之途中的明灯。不过，在当今灵性修持的道路上，我们也需要对导师有一个合理的认识，要学会辨别合格的导师。

第 79—80 节

जानाम्यहं त्वदुक्त्याऽद्य कुतो मे न कृतार्थता ।
शृण्वत्र त्वादृशं वृत्तं प्राज्ञंमन्यस्य कस्यचित् ॥ ७९ ॥
चतुर्वेदविदे देयमिति शृण्वन्नवोचत ।
वेदाश्चत्वार इत्येवं वेद्मि मे दीयतां धनम् ॥ ८० ॥

（反论）：根据你自己所说的一切，我知道了梵是什么。那么为何我没有意识到喜乐呢？

（回答）：听个故事吧。就像你自己想象的那样，故事里的那个人是智者。这个人听说任何知道四吠陀的人都会获得大回报之后，他说："我从你那里知道了四吠陀。所以，给我回报吧。"

第81节

संख्यामेवैष जानाति न तु वेदानशेषतः।

यदि तर्हि तमप्येवं नाशेषं ब्रह्म वेत्सि हि ॥ ८१ ॥

（反论）：他知道的是四吠陀这个数字，但不是四吠陀的文本。（回答）：你也还没有完全认识梵。

反对者说，从之前他们之间的对话中，他已经听说了梵是什么，他也知道了梵是什么。现在他提出疑问：他已经知道了梵，为何他并没有意识到喜乐？

反对者提出的问题，大概也是我们常常遇到的问题：我们就如听说了四吠陀而索要大回报的那个人一样，我们听了众多导师的课程，我们研究了四吠陀经典，我们也研究了众多的奥义书，我们学习了吠檀多不二论哲学，我们知道了梵是什么，可是我们依然不快乐，我们更经验不到梵乐。为什么？这里用病人看病为例说明之。一个人生病了，去看医生。医生给他开了药方让他抓药、服药。但是，这个病人知道了药方，看了药方说明，又抓了药，但是最后他却没有服药。然后，病人去问医生，我已经从你那里拿到了药方，又抓了药，也知道如何服药，为啥我的病还没有好？——大家知道，不服药，只是知道是什么药、如何服药，是不能治好病的。我们觉悟梵，如果只是听说了、知道了什么是梵，却没有把梵"吃"下去，那么如何可能享受到梵乐呢？觉悟者告诉我们觉悟的道理，告诉我们有关觉悟的信息或知识，但梵的道理、梵的知识或信息与证悟到梵的觉悟之境完全不是一回事。真正的"知道"一定是自我卷入的，真正的"听见"一定是已经深入内在的。

第 82—84 节

अखण्डैकरसानन्दे मायातत्कार्यवर्जिते ।
अशेषत्वसशेषत्ववार्तावसर एव कः ॥ ८२ ॥

शब्दानेव पठस्याहो तेषामर्थं च पश्यसि ।
शब्दपाठेऽर्थबोधस्ते सम्पाद्यत्वेन शिष्यते ॥ ८३ ॥

अर्थे व्याकरणाद्बुद्धे साक्षात्कारोऽवशिष्यते ।
स्यात्कृतार्थत्वधीर्यावत्तावदुरुपास्व भोः ॥ ८४ ॥

（反论）：从本性上说，梵不可分割，梵是绝对的喜乐，摩耶及其结果不可触及梵。你如何能够完整地或不完整地谈论关于梵的知识？

（回答）：你只是简单地说出"梵"这个词，还是你明白了梵的含义？如果你只是知道梵这个词，你仍需了解其含义。即便在语法等等的帮助下，你懂得了它的含义，你依然还有觉悟的问题。服务你的导师吧，直到你觉悟到梵，并知道再没有什么需要你去认识的了。

我相信，反对者在这里提出的这个问题，很多人也一定质问过他们的导师：既然梵不可分割，是绝对的喜乐，而摩耶和摩耶引发的结果并不能触及梵，那么，我们人如何能够完整或不完整地谈论梵呢？

导师的回答很妙，导师的回答也进一步解释了上两节经文，即真正的"知道"一定是自我卷入的，真正的"听见"一定是已经深入内在的，真正的"明白"一定是经过实践的。那些没有自我卷入、没有进入内在、没有实践出来的，一定不是真正认识梵，而不过只是认识梵这个词而已。

第 85 节

आस्तामेतद्यत्र यत्र सुखं स्याद्विषयैर्विना ।

तत्र सर्वत्र विद्ध्येतां ब्रह्मानन्दस्य वासनाम् ॥ ८५ ॥

不要参与无谓的争论，要知道，无论何时在无对象的情况下感觉到的快乐，就是梵乐的一个印迹。

有人认为，身心修行不参与任何争论是最好的。但这里，经文对争论有自己的看法。它没有说不要争论，而只是说不要参与无谓的争论。什么是无谓的争论？无谓的争论就是那些无益于深入认识吠檀多哲学、无益于身心解脱、无益于觉知阿特曼的争论，也就是那些拘泥于小我，服务于"小我（我慢）"的虚荣或虚妄的争论。无谓的争论大都是私我（我慢）保护自身的活动方式之一，所以真正的吠檀多教导我们，不要参与那些无谓的争论。但不参与无谓的争论，并不意味着不争论，因为真理是越辩越明的。大家知道，印度是个爱争论的民族，正是他们在哲学上的持续争论，才留下了众多的哲学典籍。以真理为导向的争论、以存在为导向的争论、以意识为导向的争论、以喜乐为导向的争论，或者以大写的人（Man）为导向的争论，一定是真诚的，也是非常必要的。

第 86 节

विषयेष्वपि लब्धेषु तदिच्छोपरमे सति।
अन्तर्मुखमनोवृत्तावानन्दः प्रतिबिम्बति ॥ ८६ ॥

甚至获得了想要的外在对象，欲望也会变得安静，心意向内波动，并投射出梵乐。[这就是所谓"投射的"喜乐（Vishayananda），也就是源于享受外部事物的喜乐。]

由外在对象带来的喜乐就是投射的喜乐。

第87—88节

ब्रह्मानन्दो वासना च प्रतिबिम्ब इति त्रयम् ।
अन्तरेण जगत्यस्मिन्नानन्दो नास्ति कश्चन ॥ ८७ ॥
तथा च विषयानन्दो वासनानन्द इत्यमू ।
आनन्दौ जनयन्नास्ते ब्रह्मानन्दः स्वयंप्रभः ॥ ८८ ॥

因此，世界上只有三种可被经验的喜乐：（1）梵乐（Brahmananda）；（2）印迹之喜乐（Vasanananda），产生于由梵乐的印迹造成的安静心意的喜乐；（3）投射之喜乐，通过接触外在对象使欲望得到满足而产生的喜乐。其中，自显的梵乐产生其他两种喜乐，即印迹之喜乐和投射之喜乐。

作者把喜乐分成三种。这一分类的依据是人对喜乐本身的经验之程度。经验越直接，越没有遮蔽，就越真实。最高层面的喜乐就是梵乐。在这里，不再有遮蔽。梵就是喜乐，并且，梵乐自显。其次是从平静的心意中

产生的喜乐，这一喜乐归根到底是梵乐的印迹。最后是
人们最容易理解和最容易享受到的感性之喜乐，这类感
性之喜乐可以通过与外在对象的接触而得以经验，这一
喜乐是梵的投射。对于芸芸众生，我们更容易理解或更
容易体验到第三种喜乐。这部分内容，我会在第五章再
作更为详尽的解释。

第 89 节

श्रुतियुक्त्यनुभूतिभ्यः स्वप्रकाशचिदात्मके।
ब्रह्मानन्दे सुषुप्तिकाले सिद्धे सत्यन्यदा शृणु ॥ ८९ ॥

　　深眠中的梵乐是自显的，这一事实得到了经典的权
威、推理和个人经验的确认。现在请听听在其他时候经
验的梵乐。

　　我们在之前的经文中已经解释过深眠中自显的梵
乐。还可以参看诸如《唵声奥义书》（5）、《独存奥义
书》（13）等。

第 90 节

य आनन्दमयः सुषुप्तौ स विज्ञानमयात्मताम्।
गत्वा स्वप्नं प्रबोधं वा प्राप्नोति स्थानभेदतः ॥ ९० ॥

在睡眠中享受梵乐的个体灵魂，被称为喜乐鞘，而在梦态和醒态中，它就被认为是智性鞘，因为它改变了位置——从一种状态变到了另一种状态。

这一节告诉我们，在深眠中享受梵乐的个体灵魂，被称为喜乐鞘，而在梦态和醒态中，这一个体灵魂，就可以称为智性鞘，因为个体灵魂的位置已经从深眠态转变到梦态和醒态中。

在深眠中，心意鞘和智性鞘暂时消融了。此时，灵魂与喜乐鞘合一。灵魂就是喜乐鞘。但是，因为根无明的缘故，醒过来之后，心意鞘和智性鞘就继续发挥各自的效用。此时，灵魂就与智性鞘同一。人们可能会问，为什么灵魂会有这样的变化？根据吠檀多不二论的解释，人同样是梵与摩耶结合的结果，当他认同智性（本质上就是摩耶）的时候，梵就成了灵魂（jiva）。但因为灵魂具有投射的意识，会叠置、会有各种不同的身份认同，所以灵魂这一主体似乎就会不断变化。

第 91 节

नेत्रे जागरणं कण्ठे स्वप्नः सुषिर्हृदम्बुजे ।

आपादमस्तकं देहं व्याप्य जागर्ति चेतनः ॥ ९१ ॥

天启经说，在醒态，个体灵魂在眼睛里，即在粗身中；在梦态，个体灵魂在喉咙处；在深眠态，个体灵魂在心莲中。在醒态，个体灵魂从头到脚遍布全身。

个体灵魂在哪里？是否可以说，它在不同的认同里。

灵魂所处之位置，依赖其认同，而认同则依赖于灵魂所处的意识之层面（醒态、梦态、深眠态）。在醒态，我们会认同灵魂就是我们的身体，灵魂遍布我们的身体，或者如经上说的灵魂在眼睛里（有说在右眼的），灵魂从头到脚遍布全身。在梦态中，灵魂在喉咙处（也有说在脖子处）。在深眠态，灵魂被视为在心里。事实上，对于吠檀多不二论来说，觉醒之人在醒态中也会意识到我们的个体灵魂不在那里、不在这里，我们的灵魂是遍在的阿特曼，这个阿特曼就是梵。换言之，我们的个体灵魂就是梵。

不过，各种经典对灵魂居所的解释似乎并不统一。一个说法是：醒态，灵魂在肚脐；梦态，灵魂在喉咙；深眠态，灵魂在心［参见《大梵奥义书》（2）］。还有一种说法说，醒态，灵魂在右眼，梦态，灵魂在心，深眠态，灵魂在心中。还有一种说法：醒态，灵魂在眼睛（指粗身）；梦态，灵魂在喉咙；深眠态，灵魂在心莲。①

---

① 参见 The Upanishads（Vol. III, trans by Swami Nikhilananda, New York：Ramakrishna-Vivekananda Center，1990），第29页注释。

第 92 节

देहतादात्म्यमापन्नस्तत्प्रायः पिण्डवत्ततः ।
अहं मनुष्य इत्येवं निश्चित्यैवावतिष्ठते ॥ ९२ ॥

在醒态，灵魂认同于身体，就如火认同于烧红的铁
球一样。这样的结果就是，他确实感到"我是一个人"。

此例见于《知者和所知的分辨》（7）（此书通常被认
为是由商羯罗大师所著）。此节所讲乃是灵魂认同身体
的模式。

因为无明的遮蔽，灵魂遗忘了自己的本来面貌（梵），
它把自己同与自己密切结合的部分即粗身（身体）相认
同。作为生命体，我们在这个世界上本身就处于层层的遮
蔽之中，要跳出这重重遮蔽委实非常困难。但一旦获得梵
知，一切的遮蔽就会成为过眼云烟。灵魂认同身体，就如
火（灵魂）认同于烧红了的铁球（身体）。从这种认同中，
我们可以明白，认同是一种叠置（adhyasa）。

第 93 节

उदासीनः सुखी दुःखीत्यवस्थात्रयमेत्यसौ ।
सुखदुःखे कर्मकार्ये त्वौदासीन्यं स्वभावतः ॥ ९३ ॥

个体灵魂经验三种状态：不执、快乐和痛苦。快乐和痛苦是行动的果实；不执是自然而来的。

作者把灵魂的经验简单地分为三种：不执、快乐和痛苦。快乐和痛苦都是行动的果实，这一点比较容易理解。但不执自然而来，这一点如何理解？不执（vairagya），是吠檀多不二论典籍的哲学核心，也是几乎所有大哲导师们所教导的。

不执自然而来蕴含着深刻的哲理，也揭示出身心灵修持的本质。凡是执着必然是二元的，其必然存在执着者（我们个体之人）和执着的对象——诸如名声、财富、地位、美色，等等。不执，本质上是非二元状态，在非二元状态中，三元组消融了，也就没有执着的主体和执着的对象，也就不执了。

然而，不执自然而来，并不意味着我们无须修持或无须精进和努力修持，不执就会自然而来，也不意味着我们躺着进入深眠享受梵乐，醒来后我们就会永远保持这种状态而不再执着。相反，我们需要身心灵的整体修持，并且这修持不可懈怠而要精进。唯有如此，我们才可净化身心，就如蒙尘的镜子，需要我们擦拭干净了，那镜子才会自然照出影子来。

第94—95节

बाह्यभोगान्मनोराज्यात्सुखदुःखे द्विधा मते ।
सुखदुःखान्तरालेषु भवेत्तूष्णीमवस्थितिः ॥ ९४ ॥
न कापि चिन्ता मेऽस्त्यद्य सुखमास इति ब्रुवन् ।
औदासीन्ये निजानन्दभानं वक्त्यखिलो जनः ॥ ९५ ॥

痛苦和快乐是两种经验，它们或者由外在事物引起，或者只是由心理想象引起。而不执之态出现在痛苦与快乐之间。"现在，我没有忧虑，我很幸福"，在不执之态中，人们如此描述自我的自然喜乐。

痛苦也好，快乐也好，都是我们的经验，它们来自外在事物，或心理想象。痛苦和快乐都是心意的波动及波动的内显或外显。当我们接触外在对象时，我们的外在感官会产生心意的波动；而内在的心意感官也同样会感受到或痛苦或快乐的心意波动和经验。我们看到他人的病痛，我们的心理会很难受，我们看到他人成功了我们也会为他们高兴。清晨，我们看见太阳升起照耀大地我们心意愉快，我们看到似锦的繁花在雨中纷纷落地，我们心意伤感……吠檀多说，束缚在心意，解脱也在心意。痛苦在心意，快乐也在心意。一切都是心意的波动。没有心意的波动，就没有名色的变化。而在痛苦和快乐之间，灵魂既不执着外在对象，也不执于内在的心理感受，既不执着快乐，也不执于痛苦，此时就是灵魂的不执状态——"现在，我没有忧虑，我很幸福"。

忧虑或焦虑暗示了忧虑者或焦虑者存在的不足，是根基的动摇。然而，至上自我圆满自足，只要与至上自我相联结，就没有忧虑或焦虑，而变得幸福。人处于不执之中，就是处于圆满之中。

第96节

अहमस्मीत्यहंकारसामान्याच्छादितत्वतः।

निजानन्दो न मुख्योऽयं किन्त्वसौ तस्य वासना ॥ ९६ ॥

但在这一（不执）状态中，自我的自然喜乐并不是首要的喜乐，因为它（仍）被我执的观念遮蔽，如此经验的喜乐不是梵乐，而只是梵乐的印迹。

在快乐和痛苦之间的不执之态——"现在，我没有忧虑，我很幸福"，这种喜乐还不是梵乐，而只是梵乐的印迹。明白这一点非常重要。

吠檀多对于喜乐的分析极其精妙。它之所以断言这一不执之态中自我的自然之喜乐并不是首要的喜乐，是因为这一喜乐不是最终的喜乐——梵乐。如此，我们不可满足、不可停留在快乐和痛苦的中间之梵乐印迹的状态中，因为这一状态的快乐仍是被我执遮蔽的。

第 97－98 节

नीरपूरितभाण्डस्य बाह्ये शैत्यं न तज्जलम् ।
किन्तु नीरगुणस्तेन नीरसत्तानुमीयते ॥ ९७ ॥
यावद्यावदहङ्कारो विस्मृतोऽभ्यासयोगतः ।
तावत्तावत्सूक्ष्मदृष्टेर्निजानन्दोऽनुमीयते ॥ ९८ ॥

盛满了水的罐子，其外面让人感到冰凉。实际上，罐子的外面并没有水，而只有寒性。正是从水的这一寒性，推断出了罐内有水。类似地，一个人若能通过持续的修持忘记他的我执，他就能通过直觉而领悟其喜乐之自然状态。

当水罐中盛满了水的时候，我们可以"摸得出"这水罐是冷的，这不是因为水罐的外面有冷水，而是因为罐中之水的"凉性"散发了出来。同样，通过不断地修持、不断地精进，我们就可以忘记、净化我们的私我、我执，这时我们就可以透过遮蔽、穿过遮蔽，而直觉地感知和领悟我们喜乐之自然状态——这是我们本性所具的梵乐所发出的喜乐（印迹）。

第99节

सर्वात्मना विस्मृतः सन्सूक्ष्मतां परमां व्रजेत् ।

अलीनत्वान्न निद्रैषा ततो देहोऽपि नो पतेत् ॥ ९९ ॥

通过各种方法不断地修持，私我得到极大的净化。
这种（净化了的）状态不是睡眠，因为私我还没有完全
消融；而且，身体也不像在睡眠中那样落在地上。

私我作为小我，其心意执着于外境和外物。因为无
明（无知），私我处于被遮蔽状态，它没有觉知自己的
真正本性。不过通过修持——可以用各种方法，诸如胜
王瑜伽、行动瑜伽、智慧瑜伽等，净化这个私我、提升
这个私我。不过，这一被净化、被提升了的私我之状态
还不是深眠（之态），因为私我仍在活动，仍没有进入
消融的状态，并且，身体也还没有像在睡眠中那样"落
在地上"——还没有完全融入大梵中。

第100节

न द्वैतं भासते नापि निद्रा तत्रास्ति यत्सुखम् ।

स ब्रह्मानन्द इत्याह भगवानर्जुनं प्रति ॥ १०० ॥

其中没有任何二元性经验的喜乐，也不是睡眠中的
喜乐，这样的喜乐就是梵乐。主克里希那对阿周那这
样说。

二元性经验的喜乐，就是在醒态、在梦态中三元组
经验的喜乐；深眠态中经验的喜乐，是梵乐的印迹
而已。

超越醒态、梦态、深眠态的，是被称为图利亚
（turiya）的第四态，或为最高层的三摩地（无余三摩
地），这也是吠檀多所说的梵乐之境。在吠檀多不二论
看来，这种最高的境界是可以经由修持而抵达的。

第 101—108 节的经文，出自《薄伽梵歌》第 6 章，
它们集中讲述了通过"瑜伽之道"达致图利亚状态的瑜
伽喜乐。

对这些经文的理解可以参看我们翻译的《薄伽梵歌
（注释本）》（四川人民出版社，2015 年）。

第 101—104 节

शनैः शनैरुपरमेद्बुद्ध्या धृतिगृहीतया ।

आत्मसंस्थं मनः कृत्वा न किञ्चिदपि चिन्तयेत् ॥ १०१ ॥

यतो यतो निश्चरति मनश्चञ्चलमस्थिरम् ।

ततस्ततो नियम्यैतदात्मन्येव वशं नयेत् ॥ १०२ ॥

प्रशान्तमनसं ह्येनं योगिनं सुखमुत्तमम् ।

उपैति शान्तरजसं ब्रह्मभूतमकल्मषम् ॥ १०३ ॥

यत्रोपरमते चित्तं निरुद्धं योगसेवया ।

यत्र चैवात्मनात्मानं पश्यन्नात्मनि तुष्यति ॥ १०४ ॥

"通过稳定的推理和分辨，求道者逐渐控制住心意。他完全专注于自我，心无旁骛。""无论躁动不安的心意在哪里游荡，求道者都应该把它摄回，使之处于自我意识的控制之下。""心意平静，欲望平息，罪恶消除，自我觉悟的瑜伽士获得至上的喜乐。""由瑜伽修习所训练的心意一旦变得稳定平静，瑜伽士就会用净化的智性观照自我，并在自我中获得至上的满足。""通过修习瑜伽，心意摄回，专注，这时瑜伽士通过自我明白自我，在自我中找到至上的满足。"

上述经文出自《薄伽梵歌》第 6 章第 25—27 节和第 20 节，论述了通过智慧瑜伽的道路获得的喜乐。

第 105—107 节

सुखमात्यन्तिकं यत्तद्बुद्धिग्राह्यमतीन्द्रियम् ।

वेत्ति यत्र न चैवायं स्थितश्चलति तत्त्वतः ॥ १०५ ॥

यं लब्ध्वा चापरं लाभं मन्यते नाधिकं ततः ।

यस्मिंस्थितो न दुःखेन गुरुणापि विचाल्यते ॥ १०६ ॥

तं विद्याद्दुःखसंयोगवियोगं योगसंज्ञितम् ।

स निश्चयेन योक्तव्यो योगोऽनिर्विण्णचेतसा ॥ १०७ ॥

"那超越感官的至上喜乐，只有智力才能把握，一旦获得它，他便稳稳地扎根在这喜乐中，绝不会离开它。""获得了这种喜乐，他就再没有优于此的东西需要获得了。一旦安住在这种喜乐中，即便是巨大的悲伤也不能干扰他。""断绝与痛苦的联结之科学，就是所谓瑜伽。要决心坚定、毫不分心地修习瑜伽。"

以上引文出自《薄伽梵歌》第 6 章第 21—23 节。在这里，主克里希纳告诉我们什么是瑜伽（Yoga）——断绝与痛苦的联结之科学，就是瑜伽。

什么是瑜伽？不同的人对什么是瑜伽有着不同的理解和解释。在印度传统中，主要有两大瑜伽理解和解释的传统，一是数论传统，一是吠檀多传统。

根据数论传统，瑜伽是自我（普鲁沙/原人，purusa）与原质（自然，prakriti）的分离或断裂，自我摆脱原质的控制或干扰而达到最高的三摩地就是瑜伽。在这一意义上，瑜伽就是分离——自我与原质的分离。在著名的帕坦伽利的《瑜伽经》中，我们可以看到帕坦伽利教导的各种不同方法，其目的都是让自我与原质分离或断裂。

根据吠檀多传统，瑜伽就是灵魂（jiva，吉瓦）与至上自我即梵的结合或合一。个体自我（私我，小我）是阿特曼，阿特曼是梵。本质上，个体自我就是梵。只是因为无明，个体自我被遮蔽后出现错误的叠置或认同，陷入执着，不断轮回。而瑜伽，特别是智慧瑜伽，就是要通过推理和分辨，控制到处游荡的心意，明白个体自我的本性，明白自我即梵的知识，让自我从无尽的遮蔽中窥见至上的真理之光，并最终摆脱无明的束缚，获得瑜伽的喜乐——梵乐。

历史上所谓的瑜伽派（帕坦伽利瑜伽派），其理论基础是数论。而吠檀多有自己独立的理论系统和实践修持系统，但历史上吠檀多派批判地吸收了数论的思想和瑜伽的实践，使得"瑜伽"成为吠檀多实践中的"功夫"。而《薄伽梵歌》中的瑜伽，则既包含了数论的思想，也包含了吠檀多的思想，是一部综合性的瑜伽哲学经典。到了现当代，瑜伽还在继续发展，并在全球化背景下有了新的发展空间和新的存在模式。或许，我们可以就此不再拘泥于某一个流派、某一种哲学、某一位人物。我们已经进入了"瑜伽之海"（the sea of yoga）的大时代。不过，无论什么时代，认识自我总是第一位的修持。

第 108 节

युञ्जन्नेवं सदात्मानं योगी विगतकल्मषः ।

सुखेन ब्रह्मसंस्पर्शमत्यन्तं सुखमश्नुते ॥ १०८ ॥

"一个摆脱了不圆满的瑜伽士，将始终与他的自我
相联结，很容易经验到与梵合一的至上喜乐。"

以上引文出自《薄伽梵歌》第 6 章第 28 节。摆脱
不圆满就是圆满。瑜伽士的圆满就是与梵合一，与梵合
一就是我们人的圆满。

第 109 节

उत्सेक उदधेर्यद्वत्कुशाग्रेणैकबिन्दुना ।

मनसो निग्रहस्तद्वद्भवेदपरिखेदतः ॥ १०९ ॥

"通过长期坚持不懈的修持，就能够成功地控制心
意，就像用一片草叶来撩起水滴，能够一滴一滴地撩干
大海。"

此节引自高德帕达疏释（Gaudapada，也译成乔荼

波陀）的《唵声奥义颂》（III. 41）①。

控制心意的波动，就如用一片草叶来撩起水滴从而一滴一滴地撩干大海——如此的艰难。所以，克里希那明确地告诉我们"必须要带着信仰实践这瑜伽，不要分心"。

高德帕达说："在这二元性的世界中，我们既看到动的事物，也看到不动的事物。所有这些都是心意的创造。如果心意停止工作，就没有二元性了。"（《唵声奥义颂》III. 31）"当心意认识到自我（梵）的实在性，它就会停止工作，因为没有东西可以去认识，并且想认识某东西的思想也不会产生。于是你可以达到无欲无念之境。"（《唵声奥义颂》III. 32）——这就是"终极"。需要注意的是，这终极不是什么也不存在了——不是没有了对象，不是没有了心意，也不是没有了心意波动，这终极是心意终结了与"外在的对象、外在的境况"等认同的过程，这终极是一种无关系性的纯粹存在或意识状态。

第110节

बृहद्रथस्य राजर्षेः शाकायन्यो मुनिः सुखम् ।
प्राह मैत्राख्यशाखायां समाध्युक्तिपुरःसरम् ॥ ११० ॥

---

①　我们参考的译本参见 Swami Lokeswarananda，*Mandukya Upani-sad*（with Gaudapada's Karika），Calcutta：The Ramakrishna Mission Institute of Culture，1995.

在《夜柔吠陀》的《弥勒奥义书》中，圣人桑卡衍
雅（Sakayanya）在与皇家圣人布哈多罗塔（Bri-
hadratha）讨论三摩地时，谈到了在三摩地中经验的巨
大喜乐。

三摩地带来喜乐，这种喜乐与普通人谈到的快乐不
一样。那么，三摩地是什么？

一般而言，三摩地就是专注。且专注的差异导致不
同程度的三摩地。这里，我们从知识论的角度介绍一下
三摩地的类型。

三摩地是一种专注状态，可以分为两类：有想三摩
地（Samprajnata Samadhi，也叫有心三摩地、有智三摩
地、有种三摩地，对应于吠檀多中的 Savikalpa Sa-
madhi，即有余三摩地、有依三摩地）和无想三摩地
（Asamprajnata Samadhi，也叫无心三摩地、无智三摩
地、无种三摩地，对应于吠檀多中的 Nirvikalpa Sa-
madhi，即无余三摩地、无依三摩地）。根据系统化的瑜
伽理论，有想三摩地可以分有寻三摩地（Savitarka Sa-
madhi，也叫粗考三摩地）、无寻三摩地（Nirvitarka Sa-
madhi）、有伺三摩地（Savichara Samadhi，细考三摩
地）、无伺三摩地（Nirvichara Samadhi）、喜乐三摩地
（Sananda Samadhi，也叫无思维三摩地）、自存三摩地
（Asmita Samadhi，也叫自我三摩地、私我三摩地）。

我们大致可以把三摩地从低到高分成以下几种：

1. 有寻三摩地：专注五大（地、水、火、风、空）于时空中。也有说，还专注五作根（口、手、足、生殖器、肛门）。

2. 无寻三摩地：专注五大（地、水、火、风、空），但脱离了时空。

3. 有伺三摩地：专注五唯（声、触、色、味、香）于时空中。也有说，还专注五知根（耳、身、眼、舌、鼻）。

4. 无伺三摩地：专注五唯（声、触、色、味、香），但脱离了时空。

5. 喜乐三摩地：专注心意本身。也有说，等同于无寻三摩地。

6. 自存三摩地：专注于私我（Asmita，也译成"阿斯弥达"），摆脱了罗阇和答摩，只有萨埵。

7. 无想三摩地：没有业，专注，原人（普鲁沙）与原质彻底分离，达到独存之境。一般地说，专注达到12秒，称为专注（凝神、执持）；专注达到12×12秒，即144秒，称为冥想（禅定）；如果专注达到12×12×12秒，即28分48秒，就称为无想三摩地。

在罗摩克里希那的思想中，无想三摩地等同于锡塔三摩地（Sthita Samadhi）或杰达三摩地（Jada Samadhi）。

在虔信瑜伽中，因人对神的爱，而达到彻塔那三摩地（Chetana Samadhi），也就是巴瓦三摩地（Bhava Samadhi）。

在这里，我们可以看到三大类的三摩地：一是帕坦伽利瑜伽中的三摩地，主要是通过感官消融于心意，心意消融于菩提，菩提消融于原质；二是通过"不是这，不是这"的否定性智慧分辨，达到无种（无想）三摩地；三是虔信瑜伽的三摩地。

第 111－112 节

यथा निरिन्धनो वह्निः स्वयोनावुपशाम्यति ।

तथा वृत्तिक्षयाच्चित्तं स्वयोनावुपशाम्यति ॥ १११ ॥

स्वयोनावुपशान्तस्य मनसः सत्यकामिनः ।

इन्द्रियार्थविमूढस्यानृताः कर्मवशानुगाः ॥ ११२ ॥

"火无燃料就会熄灭，并潜藏在其原因（燃料）中；同样，当心意的波动沉静下来，心意就融入其原因之中。"

"对于专注于绝对实在的心意而言，它已融入其原因之中，完全不受由感官对象的引起的感觉的影响，被经验的欢乐和悲伤（连同其场合和材料），由于会造成业的结果，因而看来是不真实的。"

经文第 111－118 节出自《弥勒奥义书》（VI. 34）。

　　只要心意融入了绝对实在中，就不会再受由感官对象引起的感觉之影响，从而就不再执着于经验的喜怒哀乐。

第 113 节

चित्तमेव हि संसारस्तत्प्रयत्नेन शोधयेत् ।
यच्चित्तस्तन्मयो मर्त्यो गुह्यमेतत्सनातनम् ॥ ११३ ॥

"心意确实就是世界。应该尽最大的努力来净化它。心意呈现为它应用于其上的对象之形态，这是一个古老的真理。"

　　这一节告诉我们，心意即世界，心意的波动呈现为作用于心意自身的对象的"名色"。

　　用斯瓦米·斯瓦哈南达的话来说，吠檀多不二论哲学关注的重点，并不是分析或谈论心意是外部世界的物质之因这一问题，而是关注我们如何享受世界、享受自身以及享受世界和自身之喜怒哀乐等果实的问题，而这些问题又涉及心意的创造，心意如何回应自创之物，又如何为自创之物所反动、所束缚、所限制这些重大问题。根据吠檀多不二论哲学，心意是叠置者，是带来名色者。没有心意的波动，就没有痛苦和快乐的经验。如此，瑜伽的实践就必定立足于心意波动这一根本的问题。离开心意波动这一大问题，也就离开了瑜伽。除了印度瑜伽主要处理心意问题外，世界上其他文化传统同样也关注心意问题。有人说，佛学是心学，就是处理"心"的学问。儒家学者王阳明的学问直接就叫"心学"。《圣经》中耶稣说他的八福中第一福就是"虚心的人有福了！因为天国是他们的"。圣保罗（St. Paul）在传道中的核心关切，就是要人实现心的转变。可见心的重要性。

斯瓦哈南达还说，如果心意认为自己是身体，它就成了身体；如果认为自己是转世灵魂，它就成了转世灵魂；如果认为自己什么都不是，它就什么都不是；如果认为自己是至上自我，它就成了至上自我，即梵。

第 114—115 节

चित्तस्य हि प्रसादेन हन्ति कर्म शुभाशुभम् ।

प्रसन्नात्माऽऽत्मनि स्थित्वा सुखमक्षय्यमश्रुते ॥ ११४ ॥

समासक्तं यथा चित्तं जन्तोर्विषयगोचरे ।

यद्येवं ब्रह्माणि स्यात्तत्को न मुच्येत बन्धनात् ॥ ११५ ॥

"通过净化心意，一个人可以摧毁其善恶之业的印迹，安住在阿特曼中的纯净心意将享受不灭的喜乐。如果一个人把心意专注于梵，就像他通常专注于感官对象那样，那么，还有什么束缚不能摆脱呢？"

　　经过净化的纯净心意，可以实现对心意的控制，也就可以摧毁善恶之业的印迹；心意专注于梵，安住在阿特曼中，就不再有束缚，它享受永恒的喜乐。

　　世界就是心意的创造——叠置和染色。世界是存在之流，但这存在之流被我们的心意不断地叠置、不断地渲染着色。我们谈世界，谈的是名色的世界。名色构成世界。商羯罗说，世界是虚幻的，这是相对于绝对者梵的说法。金子是梵，用金子做的各种器物（金子构成的各种不同形状、各种不同功用的金器）就是基于金子这一本源通过名和色构成的金器世界。金器是有条件的，它们可以变化形式转变功用，当然也可以再一次熔化成金。各具名色的都是可变的，它们没有恒久性，但是金子这一本源永远还是金子不会改变。

第116节

मनो हि द्विविधं प्रोक्तं शुद्धं चाशुद्धमेव च।

अशुद्धं कामसम्पर्कांच्छुद्धं कामविवर्जितम् ॥ ११६ ॥

　　"心意被认为有两类：纯洁的和不纯的。不纯的是受到欲望污染的心意，纯洁的则是摆脱了欲望的心意。"

　　纯洁的心意就是摆脱了欲望的心意，而受到欲望控制的心意就是不纯的心意。本节再一次强调要净化心意不为欲望所制约。

第 117 节

मन एव मनुष्याणां कारणं बन्धमोक्षयोः ।
बन्धाय विषयासक्तं मुक्त्यै निर्विषयं स्मृतम् ॥ ११७ ॥

"唯有心意才是束缚和解脱的原因。执着于对象导致束缚，摆脱对象的执着导致解脱。"

本节再一次强调心意是束缚和解脱的原因。解脱和束缚都属于心意。而要达致的最终境界是，既没有解脱，也没有束缚。

在终极层面，我们无法谈论解脱和束缚——因为三元组消融了，何来束缚和解脱的主体？一切是梵，一切都是绝对意识，除了梵，除了绝对意识，一无所有。伟大的吠檀多不二论的巨作《瓦希斯塔瑜伽》篇幅那么长、讲了那么多故事，甚至故事中套着故事，但我们完全可以用一句话来概括：一切都是纯粹意识。而一切之相皆是绝对意识的游戏。在这个游戏中，我们可以谈论灵魂的出现，灵魂的轮回，灵魂的提升，灵魂的得救或解脱。破解了这个游戏，离开了这个游戏，我们还能谈论什么？谁在谈论呢？

第 118 节

समाधिनिर्धूतमलस्य चेतसो

निवेशितस्यात्मनि यत्सुखं भवेत् ।

न शक्यते वर्णयितुं गिरा तदा

स्वयं तदन्तःकरणेन गृह्यते ॥ ११८ ॥

"通过修习三摩地洗涤了一切罪恶和染着之后，源自于专注自我而来的喜乐无法言喻。人们必须在他自己的心中感受它。"

前面的经文已经讲过在深眠中享受的梵乐。三摩地是什么，我们前面也详细地解释过。现在我们来看看，通过三摩地而达到的梵乐与深眠中达到的梵乐是否有所不同。

我们在深眠中享受梵乐，但醒来后我们就忘记了这种喜乐，我只知道我睡饱了、睡足了，睡得很舒服。这是因为深眠中心意鞘和智性鞘暂时停止了活动，暂时消融了。所以，当我们在深眠中享受梵乐其后又醒过来之时，我们又接着接受束缚。

但是，经过三摩地的训练，心意得到了控制，罪孽和习性得到改变，心意真正专注于至上自我，心意固定于至上自我，我们就摆脱了二元性的限制，获得真正的自由和喜乐。深眠只是让我们暂时被动地脱离了二元中的烦恼和痛苦，而三摩地则可以让我们主动地保持无烦恼、无痛苦的状态。前者暂时获得梵乐，后者因为持续认同至上自我，所以一直处于梵乐之中。高德帕达在《唵声奥义颂》（III.35）中说："在深眠中，心意消融到因果的无明中。但是，如果心意受到控制，它就不会融入因果的无明中。于是心意摆脱恐惧，能够完全融入知识之光，也就是梵之中。"如此，只知道睡觉的人并不能主动获得生命的觉醒；只有不断控制和调整自己心意的人，才有可能主动获得生命的觉醒，超越痛苦，摆脱困境，消除烦恼，获得自由，享受洋溢满满的喜乐。

梵乐难以用语言进行具体的描述，因为语言是二元中的。通过三摩地的训练，心意聚集于至上自我，由此获得的梵乐，同样也难以用语言描述。

第 119－121 节

यद्यप्यसौ चिरं कालं समाधिर्दुर्लभो नृणाम् ।

तथापि क्षणिको ब्रह्मानन्दं निश्राययत्यसौ ॥ ११९ ॥

श्रद्धालुर्व्यसनी योऽत्र निश्रिनोत्येव सर्वथा ।

निश्रिते तु सकृत्तस्मिन्विश्रसित्यन्यदाप्ययम् ॥ १२० ॥

तादृक् पुमानुदासीनकालेऽप्यानन्दवासनाम् ।

उपेक्ष्य मुख्यमानन्दं भावयत्येव तत्परः ॥ १२१ ॥

尽管心意长时间地处于专注状态的人实属罕见，但即便仅仅是对梵乐的一瞥，也足以使人确信梵乐。

完全相信这一喜乐的真实性并不遗余力地去获得这一喜乐的人，肯定可以得到这种喜乐，哪怕只是一会儿。但这就足以让他在其他时候也确信喜乐的实在性。

这样的人就会忽略在精神寂静状态中经验的喜乐，并一直专注于至上喜乐，冥想这一喜乐。

之所以说心意长时间地处于专注状态的人实属罕见，是因为心意波动是人之常态。不过，即便是对在专注中获得的梵乐惊鸿一瞥，我们也会确信梵乐的存在。

相较于心意的波动这一心意的常态，心意得到控制并长时间地专注于至上自我的人实属罕见和难得。恐怕我们中的大部分人穷尽一生都无法进入这一专注的新常态——哪怕是对它瞥一眼。心意波动如海面波浪翻滚，风平浪静难有长时。有的人可以偶尔瞥见它，就如乌云密布的天空中突然开云见天太阳直射而下。但很快云洞消失，阳光不再。但因为我们已经瞥见了那从云层中射下的灿然之光，我们就不再会否定那光源——太阳的存在。对于梵乐也是如此，当我们瞥见那喜乐，我们就会确信那喜乐，就会一直专注于那喜乐，冥想那喜乐，从此再也无法离开。

第 122－123 节

परव्यसनिनी नारी व्यग्रापि गृहकर्मणि ।

तदेवास्वादयत्यन्तः परसङ्गरसायनम् ॥ १२२ ॥

एवं तत्त्वे परे शुद्धे धीरो विश्रान्तिमागतः ।

तदेवास्वादयत्यन्तर्बहिर्व्यवहरन्नपि ॥ १२३ ॥

**献身于情人的女人，尽管她做着家务，也总是想着
与他幽会的快乐。类似地，在至上实在中找到平静的智
者，即便在从事世俗事务时，他也一直在梵乐中享
受着。**

我们都有这样的经验，当我们恋爱时、当我们与心
爱的人相处时，我们获得了极大的满足，恨不得这样永
远持续下去。心爱的人离开了，我们做着日常事务，但
我们的心却还一直想着我们心爱的人，想着与他/她在
一起的欢乐时光。同样，当我们瞥见了梵乐之后，即便
我们仍在从事世俗事务，也一直处在梵乐中。

人们可能认为，修行或灵性探索，最后都与世俗事
务无关，修行之人最后都会成为不食人间烟火的方外
者。事实上，这是一种误解或对修行的肤浅认识。一个
觉悟者，一个摆脱了无明的人，他安住在至上自我中，

安住在梵之中。但梵与这个世界本来就是不二的。然而，在我们修持的不同阶段，我们重视或侧重某一点、某一方面则属自然。但是，把在修持的某一阶段侧重的某一点、某一方面绝对化，则容易导致误解，并带来错误甚或有害的经验。智者安住在至上自我中，一切都有了根基，他不会出现所谓存在的断裂或缺场，不会出现意识的混乱和喜乐的消失，因为他已经融入了存在，他始终在至上自我中，始终在"根基"中，始终在圆满中，无论他做什么、行什么、想什么、感受什么，他都是圆满的。而常人却难以达到这样的境界，他们常常把存在者作为存在，并且试图通过控制存在者而相信他们终于也找到了存在、抵达了"根基"。

第 124 节

धीरत्वमक्षप्राबल्येऽप्यानन्दास्वादवाञ्छया ।
तिरस्कृत्याखिलाक्षाणि तच्चिन्तायां प्रवर्तनम् ॥ १२४ ॥

智慧，就在于即便在激情澎湃之时，也要征服对感官享乐的欲望，并使心意专注于梵，以期享受梵乐。

智慧是什么？智慧可以包含通常的知识，但又不限于通常的知识，真正的智慧就在于征服小我，认识自我。

征服小我，就是征服心意执着于感官享乐的欲望。

欲望是轮回之门，必须要封闭这扇门。人为激情之德所宰制的时候，就会充满强烈的欲望。为了不被欲望束缚，即便激情澎湃，也要征服它并使心意专注于梵。这就是圣人的教导，因为心意执着于感官对象就必定陷入轮回和痛苦，必定陷入无明的海洋。圣人告诉我们，即便你在做着俗事，心意也需要超越，而不能为俗事所执。其中，包含着一种内在的真正的转化。

第 125—126 节

भारवाही शिरोभारं मुक्त्वाऽऽस्ते विश्रमं गतः ।
संसारव्यापृतित्यागे तादृग्बुद्धिस्तु विश्रमः ॥ १२५ ॥
विश्रान्तिं परमां प्राप्तस्त्वौदासीन्ये यथा तथा ।
सुखदुःखदशायां च तदानन्दैकतत्परः ॥ १२६ ॥

一个心怀重负的男人，一旦卸下负担，就会浑身释然。类似地，摆脱了世俗纠缠的人轻安自在。

因此，一旦卸下负担，享受轻省，一个人无论是在不执之态中，或是根据业报律经验着痛苦或快乐，他都会将心意专注于梵乐。

人们来到这个世界，似乎就自带着重负。根据印度教学说，那是前世带来的业。但如今人们不太愿意接受前世之业这一观念，我们似乎可以这样说，因为血缘、基因等因素，我们来到这个世界上，先天就负载着一些东西——例如家庭出身、体质强弱，等等。来到世上之后，我们开始接受全面的社会化过程。有哲人说，人心是一块白板，重要的是后来如何在上面染色。事实上，进入社会的过程以及在社会中"成长"的过程，就是我们不断叠置的过程。在这个过程中，我们会累积越来越多的东西。因为缺乏清理之能力，有人终于不堪重负，最后被累积的重负压垮。在考察这个过程时，人们甚至思考到"异化"，方方面面的异化。从瑜伽的角度来看，我们会看到身体的异化、心理的异化和灵性的异化。解脱意味着消除异化，意味着身心灵重新回复到应有的本真状态。肩上的重担一旦放下，我们立即会感到身体的轻松；如果我们思想的重负、心意的重负一旦卸下，我们同样会立即感到心灵的轻省。

轻省的人也有三种状态，即痛苦、快乐和不执，但无论在什么状态，他都不会让心意游离，而是始终专注于梵。这样的人，尽管与普通人一样感受着世界一切可能的经验，但他不会被那些经验本身所束缚，他不会执着于它们，也不会逃避它们，而是始终专注于梵。他超越了其他各种经验，他始终经验梵乐。痛苦是一种经验，快乐是一种经验，既不痛苦也不快乐而处于不执之境，同样也是一种经验。真正的瑜伽士，即真正的觉悟者，既不会专注于痛苦或快乐，也不会专注于不执的经验，他始终专注于梵本身。

第 127 节

अग्निप्रवेशहेतौ धीः शृङ्गारे यादृशी तथा ।
धीरस्योदेति विषयेऽनुसन्धानविरोधिनी ॥ १२७ ॥

一个准备跳入火中殉夫的寡妇，会把穿衣佩饰看作是恼人的耽搁；同样，一个一心要获得梵乐的人，会感到世俗之物会妨碍他冥想喜乐的实践。

你执着，你就烦恼；你觉知，你就是梵。准备跳入火中殉夫的寡妇肯定会认为此时她再去穿金戴银是浪费时间，而一心要获得梵乐的人也是如此，那些与梵乐无关的世俗之物，不会成为他的欲望之物，只会成为他冥想梵乐的障碍。

对这一问题，我们反思下去，还会有更深的理解。追求梵乐的人会感到很多事情不用去做，很多人不用去交往，很多活动是多余的。但是，他能够放弃他的生活吗？不能。他能够放弃一切世俗的活动吗？不能。他同我们一样生活着，也从事着他应当从事的一切世俗事务；但是，那些世俗之事务却不能羁绊他，也不能干扰他，他只是履职尽责而已。

第 128—129 节

अविरोधिसुखे बुद्धिः स्वानन्दे च गमागमौ ।
कुर्वन्त्यास्ते क्रमादेषा काकाक्षिवदितस्ततः ॥ १२८ ॥

एकैव दृष्टिः काकस्य वामदक्षिणनेत्रयोः ।
यात्यायात्येवमानन्दद्वये तत्त्वविदो मतिः ॥ १२९ ॥

　　圣人会时而着眼于梵乐，时而着眼于世俗对象，而不会把它们看作是对立之物，就好像乌鸦轮流使用它的双眼。

　　乌鸦只有单视觉，它会交替使用它的左右眼。类似地，知晓真理者的视觉，也会在梵的喜乐与世俗喜乐这两种喜乐之间交替转换。

　　乌鸦交替使用它的左右眼。而知晓真理的觉悟者，业已明白个体自我与终极自我或至上自我或梵的一体性或同一性，他也就可以像乌鸦一般交替使用他的左右眼，时而注视梵乐，时而注视世俗对象，却不会为世俗对象所束缚，不会为世俗喜乐所羁绊，而始终专注于梵，始终享受着梵乐。

第 130－131 节

भुञ्जानो विषयानन्दं ब्रह्मानन्दं च तत्त्ववित् ।

द्विभाषाभिज्ञवद्विद्यादुभौ लौकिकवैदिकौ ॥ १३० ॥

दुःखप्राप्तौ न चोद्वेगो यथापूर्वं यतो द्विदृक् ।

गङ्गामग्नार्धकायस्य पुंसः शीतोष्णधीर्यथा ॥ १३१ ॥

知晓真理者，既享受众经典教导的梵乐，也享受与之并不对立的世俗喜乐，因为他知晓这两种喜乐，正如知晓两种语言。

知晓真理者在经验痛苦时，就不会像他以前那样受到痛苦的困扰。正如一个半身浸泡在恒河冷水中的人既可以感受到太阳的火热，又可以感受到河水的清凉一样，他会同时感受到尘世的痛苦和梵乐。

正如知晓两种语言的人知晓不同的语言之间没有冲突一样，知晓真理者也知晓梵乐与世俗喜乐之间的非对立、非冲突的关系。所以，他既可以从容地享受梵乐，也可以从容地享受世俗喜乐。他知晓现象的世界，他知晓真理的世界，但他并不脱离甚或逃离现象世界。

在身心灵的修行中，有几种错误观念必须予以指出：第一，修行者、瑜伽士就是禁欲者，就是不近声色者，其对现象世界的毫无感受性被视为修为有成的标志；第二，修行者、瑜伽士就是超越论者，就是他们的所思所为超越了常人。通过以上几节经文，我们可以知道，真正的瑜伽修行者和瑜伽士与普通人一样，具有正常的感知和感受，他们同样感知并感受日常生活的一切。他们与常人的区别就在于，他们具备了目击的意识，他们跳出了小我，他们享受对象但不执着于对象，他们享受感官快乐但不为之所束缚。他们超越小我，但不恣意妄为，他们依然尊重遵守宇宙的节律和规律。确实，这样的人是自由的、喜乐的。

第 132－133 节

इत्थं जागरणे तत्त्वविदो ब्रह्मसुखं सदा ।

भाति तद्वासनाजन्ये स्वप्ने तद्वासते तथा ॥ १३२ ॥

अविद्यावासनाप्यस्तीत्यतस्तद्वासनोत्थिते ।

स्वप्ने मूर्खवदेवैष सुखं दुःखं च वीक्षते ॥ १३३ ॥

　　知晓真理者，在醒态时经验梵乐，在梦态时也经验梵乐，因为正是在醒态中接受的印迹产生了梦。无明之印迹也会在梦态中继续。因此，智者在梦中有时经验快乐，有时经验痛苦，但他不受它们的影响。

知晓真理者在任何时候都经验梵乐。无论在醒时还是在梦中，知晓真理者不仅经验痛苦也经验快乐，但与普通人不同的是，无论他在醒态还是梦态中经验快乐或痛苦，他都不受这些快乐或痛苦的束缚或影响。

第 134 节

ब्रह्मानन्दाभिधे ग्रन्थे ब्रह्मानन्दप्रकाशकम् ।

योगिप्रत्यक्षमध्याये प्रथमेऽस्मिन्नुदीरितम् ॥ १३४ ॥

这是论述梵乐的五章中的第一章。本章描述了瑜伽士直接认识的梵乐。

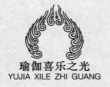

瑜伽喜乐之光
YUJIA XILE ZHI GUANG

第二章

自我的喜乐

ब्रह्मानन्दे आत्मानन्दः

在这一章中，作者提出，即便一个不能专注的普通人也可以经验到自我的喜乐（atmananda，或翻译成阿特曼之喜乐）。这一章就专门讨论自我之喜乐，其内容，是针对那些不能专注于梵的普通人的。

第1节

नन्वेवं वासनानन्दाद्ब्रह्मानन्दादपीतरम् ।

वेत्तु योगी निजानन्दं मूढस्यात्रास्ति का गतिः ॥ १ ॥

（问题）：一个瑜伽士可以享受到自然的自我之喜乐，这种喜乐不同于心意平静的喜乐，也不同于深眠中的喜乐。但是，对于无知者，又会发生什么呢？

在上一章，作者给我们讲解了瑜伽士的瑜伽喜乐，这里是说，瑜伽士也可以享受到自我的喜乐，并且瑜伽士知道心意平静的喜乐、深眠中的喜乐不同于这种自我的喜乐，即梵乐。但是，对于那些对自我的喜乐、对心意平静的喜乐和深眠的喜乐一无所知的人来说，会发生什么呢？这一问是所有普通大众之所问。

喜乐有不同形式。有醒态时的喜乐，有梦态时的喜乐，有深眠态时的喜乐，当然还有至上自我本身的自然喜乐，即梵乐。事实上，这些喜乐全都是梵乐，不过这些似乎不同的喜乐不是在同一个层面上说的，醒态、梦态和深眠态所经验的喜乐是有差别的。醒态时、心意平静时或感官得到满足时，我们经验到的喜乐是二元性的喜乐。尽管这二元性的喜乐短暂无法持久，但它们也是梵乐的显现——一种遮蔽的梵乐。同样，梦中的喜乐也是二元性的喜乐，也是遮蔽的梵乐。在深眠中，心意鞘、智性鞘暂时停止了二元的活动，一切似乎终止了，但其中的梵乐是我们所经验的。我们还分析过三摩地和深眠之间的区别，并指出过三摩地的重要性。不过，对那些对此一无所知的人，他们如何去理解梵乐？又如何经验梵乐呢？

第 2 节

धर्माधर्मवशादेष जायतां प्रियतामपि ।

पुनः पुनर्देहलक्षैः किं नो दाक्षिण्यतो वद ॥ २ ॥

（回答）：无知者出生在无数的身体中，他们一次又一次地死去——所有一切都因为他们的义行和恶行。同情他们又有什么用呢？

作者认为，无知者是因为他们的善恶之业而一再轮回再生。那些一直处于轮回中的众生，因为无尽的欲望而行义或不义，因义行或恶行而结果实，因执着于不同果实而一再轮回。他们的轮回之轮不断持续着、滚动着。他们不断地生生死死。但同情他们，并不能让他们摆脱轮回之轮。因为，同情并不能让他们知晓自我、知晓梵、知晓如何解脱。所以，对知晓真理从而获得自由这一人的主题来说，同情是没有用的。

但是，在我们的日常生活中，我们需要同情吗？回答当然是肯定的。从世界维系的角度看，同情是很重要的德性。在我们的日常生活中，在有社会规范的世界中，我们还是要充分肯定同情的价值。

第3节

अस्ति वोऽनुजिघृक्षुत्वाद्दाक्षिण्येन प्रयोजनम् ।

तर्हि ब्रूहि स मूढः किं जिज्ञासुर्वा पराङ्मुखः ॥ ३ ॥

（疑问）：是因为导师有帮助其无知的学生的愿望，所以他才能为他们做些事情吧。

（回答）：那你必须判定他们是愿意学习灵性真理，或是讨厌灵性真理。

这一节的一问一答，本质上是告诉我们什么是学生，或者什么样的人才可以成为一个学生。导师的回答是明确的：真正的学生是那些愿意学习灵性真理的人，也就是说，只有那些愿意学习灵性真理的人才可以成为真正的学生。

无知者并不是不能获救者、不能解脱者或不能自由

者。但是，要获救、要解脱或变得自由，首先他要愿意
获救、愿意解脱、愿意自由。你不能叫醒一个不愿醒来
的人，甚至是装睡的人。所以，导师说，无知者首先想
要成为真正的学生，导师才能够帮助学生。

在印度传统中，导师就是古鲁（guru），从字面上
理解，就是黑暗的驱逐者。也就是说，导师就是带领学
生从黑暗走向光明的引路人。古鲁帮助学生驱逐种种无
明障碍，摆脱粗身、精身的束缚，最终获得梵我一如，
成为一个解脱的灵魂。

第4节

उपास्तिं कर्म वा ब्रूयाद्विमुखाय यथोचितम् ।

मन्दप्रज्ञं तु जिज्ञासुमात्मानन्देन बोधयेत् ॥ ४ ॥

**如果他们依然专注于外在的对象，可以为他们提供
一些合适的崇拜或仪式。另一方面，如果他们虽然灵性
迟钝，却渴望学习真理，那么也可以指导他们学习自我
之喜乐的知识。**

这里是说，针对不同的学生，导师应用不同的方式
来帮助学生。

我们人是受到各种条件限制的。对印度传统来说，
这些限制条件就是乌帕蒂（upadhi）。大部分人不可能

从生下来就有热爱真理、追求真理的意愿。即便心中燃起了追求真理的烈焰，我们也会同时受制于其他一些因素，某些习性可能还会发挥较大的阻碍作用。所以，导师就应该因材施教、循循善诱。

例如，如果学生专注于追逐外在的对象，那么，导师就可以提供一些适合于他的崇拜或仪式。通过虔诚的崇拜或仪式性专注，使得他们亲近真理、联结真理。另一方面，尽管有些学生生性愚钝，但他们依然渴望真理，那么导师也可以教导他们有关自我之喜乐的知识。通过不断的教导，使他们亲近知识，逐渐走向真理。

第 5—6 节

बोधयामास मैत्रेयीं याज्ञवल्क्यो निजप्रियाम् ।

न वा अरे पत्युरर्थे पतिः प्रिय इतीरयन् ॥ ५ ॥

पतिर्जाया पुत्रवित्ते पशुब्राह्मणबाहुजाः ।

लोका देवा वेदभूते सर्वं चात्मार्थतः प्रियम् ॥ ६ ॥

雅伽瓦卡亚就此教导过他的爱妻梅特丽伊，他说："妻子不是因为爱丈夫而丈夫才可爱。一个人是因为爱他自己的自我，丈夫、妻子、儿子、财富、牲畜、婆罗门性、刹帝利性、不同的世界、天神、吠陀、元素和所有其他对象对他来讲才是可爱的。"

此节见于《大林间奥义书》（Ⅳ. v. 6）。

雅伽瓦卡亚是伟大的吠陀圣人、吠檀多哲学的先驱。我们可以在《奥义书》中看到他的伟大思想。我们可以把他视为伟大的导师，他将我们从不真实带向真实，将我们从黑暗带向光明，将我们从死亡带向永生！（《大林间奥义书》Ⅰ. iii. 28）[①]雅伽瓦卡亚有两位妻子，一位叫梅特丽伊（Maitreyi），一位叫卡缇雅亚尼（Katyayani）。第二个妻子卡缇雅亚尼只关心家庭生活，没有灵性上的诉求；第一个妻子梅特丽伊被视为梵论者，她追求真理。根据婆罗门传统，雅伽瓦卡亚遵循人生四期——梵行期、居家期、林居期和遁世期的生活方式。雅伽瓦卡亚已经走过了前两个时期，即将进入林居期。在离家之前，他需要把家庭事物安排妥当。在他出走之前，他的爱妻梅特丽伊问了他一个非常深刻但却是普通大众非常关心的哲学问题：拥有充满财富的大地是否可以获得永生？他的回答非常明确：不能。

梅特丽伊又进一步问道：如果充满财富的大地不能让我们获得永生，那还要它们做什么？这里，梅特丽伊实际上是提出了一个深刻的哲学问题：如果世上的一切都不能为我们带来永生，为何我们还要珍惜它们？丈夫对妻子提出的问题感到非常满意，他表扬了妻子，说妻

---

① 参见 Swami Nikhilananda, *The Upanishads* (vol Ⅲ), New York: Ramakrishna-Vivekananda Center, 1990 (1956), p. 111.

子好可爱，并给我们留下了一个非常有趣的哲学对话，为我们揭示了吠檀多不二论哲学传统中的深刻哲理——雅伽瓦卡亚便对妻子说了上述那番话语："妻子不是因为爱丈夫而丈夫才可爱。一个人是因为爱他自己的自我，丈夫、妻子、儿子、财富、牲畜、婆罗门性、刹帝利性、不同的世界、天神、吠陀、元素和所有其他对象对他来讲才是可爱的。"——人们爱世上的一切，包括财富、丈夫、妻子、子女、天神，等等，不是因为财富、丈夫、妻子、子女、天神等等可以让我们获得永生，而是因为我们个体爱自己的自我之缘故，才使得财富、丈夫、妻子、子女、天神等等可爱。也就是，一切可亲可爱的依据不是对象本身，而是我们内在的自我（阿特曼），这内在自我的本性与梵同一。

每个人的内在自我（阿特曼）是让一切可亲可爱的依据。妻子爱丈夫，不是因为她爱丈夫，而是因为妻子爱她内在的自我，正是这内在的自我使得妻子爱丈夫，或者说，妻子爱丈夫，本质上是出于对她内在自我的真挚之爱。同样，我们爱世上的一切，也都是出于我们对内在自我的挚爱。

第7节

पत्याविच्छा यदा पत्न्यास्तदा प्रीतिं करोति सा ।
क्षुदनुष्ठानरोगाद्यैस्तदा नेच्छति तत्पतिः ॥ ७ ॥

当妻子渴望丈夫陪伴时，妻子会向丈夫表达爱意，丈夫也会回以爱意。但在他从事崇拜时，或在他受到疾病、饥饿等的困扰时，他就不会回应。

这一节讲述了夫妻日常的相处之道，不过，这一相处之道却包含了作者提倡的深刻哲理和生活核心。

夫妻相爱是彼此的。当妻子渴望丈夫陪伴时，妻子会向丈夫表达爱意，丈夫也会加以回应。但是，如果丈夫正在做崇拜，或者正在病中或忍受饥饿等痛苦时，妻子则不可以要求丈夫以爱回应（尤其是要求丈夫的性爱陪伴）。如果你是已婚的，你可以以此观照你们夫妻自己的生活。

第 8 节

न पत्युरर्थे सा प्रीतिः स्वार्थ एव करोति ताम् ।

पतिश्चात्मन एवार्थे न जायार्थे कदाचन ॥ ८ ॥

她的爱不是因为她丈夫的缘故，而是为了她自己。类似地，丈夫的爱也是为了他自己的满足，而并非为了他的妻子。

第9节

अन्योन्यप्रेरणेऽप्येवं स्वेच्छयैव प्रवर्तनम् ॥ ९ ॥

因此，即便在丈夫和妻子之间相互的爱中，爱的动机还是一个人自己对快乐的渴望。

在当下的社会，我们可以看到，每天都有男男女女在结婚，而每天也有已婚的男女（因为越来越多的国家承认同性婚姻，所以离婚者也同样发生在同性之间）在离婚。离婚的原因多种多样，但总体上可以概括说，他们不再爱对方了。"不再爱对方了"是什么意思呢？很少人思考这里的困境。在这一节中，作者告诉我们，因为"即便在丈夫和妻子之间的相互的爱中，爱的动机还是一个人自己对快乐的渴望"，这就是说，只要一个人在婚姻中感到对方不能给自己带来快乐，或者自己从婚姻中感受不到快乐，那么这个婚姻也就可以解体了。这种婚姻是二元中的婚姻，这样的婚姻建立在对外在对象或外境的依赖上。当丈夫或妻子再也不能为自己带来快乐或幸福时，曾经爱得死去活来的一对男女就会从相互抱怨，到相互争斗、相互厌恶，一直到相互憎恨而结束婚姻关系。可是，我们知道，真正的快乐不是二元中的，二元中不存在能够长久甚至是恒久的快乐，希望从对象中获得长久的快乐是不可能的。

雅伽瓦卡亚教导他的妻子说，"妻子不是因为爱丈夫而丈夫才可爱。一个人是因为爱他自己的自我，丈夫、妻子、儿子、财富、牲畜、婆罗门性、刹帝利性、不同的世界、天神、吠陀、元素和所有其他对象对他来讲才是可爱的。"一切可亲可爱的依据不是对象本身，而是我们内在的自我（阿特曼）。夫妻相爱，若不明白这种相爱要建立在自己内在的自我上而不是建立在外在的对象上，就不可能获得持久的快乐，就不可能有持久的相爱。也就是说，如果把夫妻婚姻的快乐建立在对象上，这种短暂的快乐迟早会散去，夫妻也不会真正地相爱——因为他们没有在自我的喜乐中融合。

第 10 节

श्मश्रुकण्टकवेधेन बाले रुदति तत्पिता ।

चुम्बत्येव न सा प्रीतिर्बालार्थे स्वार्थ एव सा ॥ १० ॥

父亲亲吻孩子时，孩子可能会哭，因为父亲的胡子会刺痛孩子，但父亲仍然会继续亲吻孩子——父亲是为了他自己而非孩子的缘故。

父亲亲吻孩子，孩子因为被刺痛而大哭或不高兴，但父亲为表达自己对孩子的爱还是会强行亲吻孩子——这不是出于孩子的本性，甚至不是出于孩子这一他者的内在，而是只是为了父亲自己的私我之感受。

　　那么，有没有完全不是为了自己而是为着他人的快乐的人呢？应该说还是有的。人的存在基于他们自己的意识。人是意识的存在体。处于不同的意识层次的人，就在那个意识层次生活着和经验着。在大部分的层次上，人的生活一定是以"我"为中心的，只有在少数的层次上或极端的情况下，人的思考和经验才可以跳出"我"这一中心。中国人说，人不利己，天诛地灭。对于大部分人来说，这个"己"就是小我，是自私之我。对于那些明白真正的自我是什么的智者而言，他们所谈的或所经验的"己"不再是自私之我，而是"廓然大公"的大写之我。这样的大我的生活则另一番模样了。

第 11 节

निरिच्छमपि रत्नादिवित्त यत्नेन पालयन् ।

प्रीतिं करोति स स्वार्थे वित्तार्थत्वं न शङ्कितम् ॥ ११ ॥

财富和珍宝本身没有喜欢不喜欢，但它们的拥有者以爱和关心来看顾它们。毫无疑问，这是为了他自己，而不是为了财富和珍宝本身。

　　之前学生问导师，既然财富无助于解脱，那么财富何用？正如这一节告诉我们的，财富和珍宝本身没有喜欢不喜欢，但它们的拥有者需要它们、爱它们、看护着它们。人们爱财富，不是因为财富和珍宝本身，而是为着他们自己的缘故。在现实中，我们可以看到，大多数人都会拼命追求财富，但当他面临疾病时，他就愿意散尽财富和珍宝以求一个健康的生命。对他而言，此时生命就比财富、比珍宝更重要了。可见，人们是为了"自己"而不是财富本身而爱财富的。

第 12 节

अनिच्छति बलीवर्दे विवाहयिषते बलात् ।

प्रीतिः सा वणिगर्थैव बलीवर्दार्थता कुतः ॥ १२ ॥

尽管牛并不情愿，但商人还是强迫他的牛驮担负重。商人爱牛是为了他自己，如何可能是为了牛呢？

同样，商人爱牛，是为了他的牛可以为他更好地驮担负重，是为了他自己，而不是为了牛。

第 13 节

ब्राह्मण्यं मेऽस्ति पूज्योऽहमिति तुष्यति पूजया ।

अचेतनाया जातेनों सन्तुष्टिः पुंस एव सा ॥ १३ ॥

一个婆罗门知道自己值得尊重，所以当他得到尊重时，就心满意足。这一满足感不是为了他的种姓这一没有知觉的抽象物，而是为了他自己。

一个婆罗门感到满足，不是为了他的婆罗门种姓，而是为了他自己，为了因着婆罗门种姓可以带给他的尊重以及因尊重而来的快乐。

第 14 节

क्षत्रियोऽहं तेन राज्यं करोमीत्यत्र राजता ।
न जातेर्वैश्यजात्यादौ योजनायेदमीरितम् ॥ १४ ॥

一个国王会因为他是一位刹帝利并因此是一位统治者而感到尊贵，但是这种感觉并不是为了他的刹帝利种姓。同样，这也适用于吠舍和其他种姓之人。

各种种姓的人都是为了他们自己而不是为了他们的种姓而感到满足的。

第 15 节

स्वर्गलोकब्रह्मलोकौ स्तां ममेत्यभिवाञ्छनम् ।
लोकयोर्नोपकाराय स्वभोगायैव केवलम् ॥ १५ ॥

"愿我臻达天界或梵界"，这一愿望不是为了天界或
梵界的福祉，而只是为了欲望者自己的享乐。

同样，要达到天界或梵界的意愿也是为了一个人自
己的享乐，而不是为了那至高的天界或梵界的福祉。

第 16 节

ईशविष्णवादयो देवा: पूज्यन्ते पापनष्टये ।

न तन्निष्पापदेवार्थं तत्तु स्वार्थं प्रयुज्यते ॥ १६ ॥

人们为了消除罪恶而崇拜湿婆、毗湿奴和其他神
祇。这不是为了没有罪恶的诸神，而是为了他们自己。

同样，人们崇拜诸神，不是为了诸神，而是为了祈
求诸神帮助他们实现自己的愿望。崇拜神，服务神，而不
渴望从神那里获得什么的人，在这个物质世界实属稀罕。

第 17 节

ऋगादयो ह्यधीयन्ते दुर्ब्राह्मण्यानवाप्तये ।

न तत्प्रसक्तं वेदेषु मनुष्येषु प्रसज्जते ॥ १७ ॥

婆罗门研习《梨俱吠陀》和其他吠陀经典，是为了

避免他们失落其（受人尊重的）婆罗门身份，而不是为
了吠陀经典。

　　人们研读经典，是为了自己，而不是为了经典。婆
罗门也是如此，他们是为了避免自己失落其婆罗门种姓
的身份而得不到他人的敬重，而不是为了吠陀经典本身
才研习吠陀经典的。我们很多人也是如此，我们喜好经
典、深究经典，终究是为了自己的利益好处，而非为了
经典本身。

第 18 节

भूम्यादिपञ्चभूतानि स्थानतृट्पाकशोषणैः ।

हेतुभिश्चावकाशेन वाञ्छन्त्येषां न हेतवः ॥ १८ ॥

　　人需要地、水、火、风、空这五大元素，是因为它
们可以给人们提供住所、解渴、煮食、干燥和活动空间
之用处，而不是为了这些元素本身而需要它们。

第 19 节

स्वामिभृत्यादिकं सर्वं स्वोपकाराय वाञ्छति ।

तत्तत्कृतोपकारस्तु तस्य तस्य न विद्यते ॥ १९ ॥

人们是为了他们自身的利益而不是为了仆人或主人本身的利益，而渴望拥有仆人或主人的。

第 20 节

सर्वव्यवहृतिष्वेवमनुसन्धातुमीदृशम् ।
उदाहरणबाहुल्यं तेन स्वां वासयेन्मतिम् ॥ २० ॥

我们有很多这样的例子供人研究，并得出在任何情况下都是一样的结论。通过这些例子，人们应该确信：对每个人来说，唯有自我才是爱的真正对象。

以上，作者从《大林间奥义书》用了很多的例子来说明一个道理：唯有自我才是我们每个人的最爱。我们当下遇到的问题是，既然自我是每个人的最爱，那么这个自我究竟是什么？为什么我们只爱我们的自我？我们需要对自我本身有更深的认识。

第 21 节

अथ केयं भवेत्प्रीतिः श्रूयते या निजात्मनि ।
रागो वध्वादि विषये श्रद्धा यागादिकर्मणि ।
भक्तिः स्यादुरुदेवादाविच्छा त्वप्राप्तवस्तुनि ॥ २१ ॥

（疑问）：哪种类型的爱才是众经典所说的对自我的爱？是对妻子和其他对象的那种充满激情的执着吗？是在祭祀和其他仪式中经验的那种信仰吗？是人珍爱神和他的导师的那种虔信吗？或者，是人想要获得某种自己没有的东西的那种欲望吗？

第22节

तर्ह्यस्तु सात्त्विकी वृत्तिः सुखमात्रानुवर्तिनी ।

प्राप्ते नष्टेऽपि सद्भावादिच्छतो व्यतिरिच्यते ॥ २२ ॥

（回答）：真正的自我之爱是：在上述这些情感都不存在的情况下，由于善良（萨埵）之德在理智中占主导地位而显现出自身的爱。这种自我之爱不同于欲望，因为即便欲望存在或被摧毁，自我的爱都会存在。

这一节告诉我们真正的自我之爱是什么：当三德中善良之德占主导地位之时，自我之爱就会显现自身。

自我之爱与欲望无关。欲望如潮水来来去去。无论这欲望来去与否，真正的自我之爱都一直存在。欲望来自三德中的罗阇（激情）之德。数论哲学告诉我们，人的构成分萨埵（善良）、罗阇（激情）和答摩（愚昧）三个部分。不同德性占主导地位就呈现出不同的人。爱是萨埵（善良）的波动（Sattvika vrtti），这波动带给我

们身心喜乐。就如湖面，风吹过时湖面泛起或大或小的
涟漪，涟漪遮蔽了清澈的湖水和湖底；当风息了涟漪平
静了，那清澈的湖水和湖底就会自动的显现出自身。自
我之爱也是如此。当出于罗阇这一德行的欲望停息之
后，显现的就是自我之爱。

第 23 节

सुखसाधनतोपाधेरन्नपानादयः प्रियाः ॥ २३ ॥

（疑问）：就这样吧。但食物、饮料等，也是因为它
们拥有给予快乐的特性（而不是因为它们自己的缘故）
而受人喜欢的。

第 24 节

आत्मानुकूल्यादन्नादिसमश्छेदमुनात्र कः ।
अनुकुलयितव्यः स्यान्नैकस्मिन्कर्मकर्तृता ॥ २४ ॥

（回答）如果你说，自我也如同食物和饮料一样是
一种导向快乐的手段，那么我们要问：是谁在享受快
乐？同一事物不可能既是享受的主体又是享受的客体。

如果如学生所说，自我就如可以带给人们快乐的食
物、饮料一样是一种导向快乐的手段，问题自然就出现

了：谁在享受快乐呢？因为同一事物（如自我）不可能既是快乐的享受者，同时又是快乐的对象。

第 25 节

सुखे वैषयिके प्रीतिमात्रमात्मा त्वतिप्रियः ।

सुखे व्यभिचरत्येषा नात्मनि व्यभिचारिणी ॥ २५ ॥

对导向快乐之手段的爱是局部的爱，但对自我的爱则是无限的爱。对手段的爱会从一个对象转移至另一个对象，但是对自我的爱则是稳定不变的。

这里作者谈论了两种爱的区别。第一种爱就是对通向快乐的手段的爱，也就是对对象的爱，这种爱是局部的，是可以转移的和变动不居的。第二种爱是对自我的爱，这种爱是无限的和稳定的，因为自我不会分离为不同的部分或者成为其他的非我。

我们绝大部分人的爱都容易落在第一种爱上，执着于第一种爱，但是因为这种爱是局部的、不稳定的、可以转移的和变动不居的，这种爱或爱的手段最终就会成为快乐的障碍，成为喜乐的绊脚石。当对象难以让他满足、让他获得快乐时，这个对象就会被他放弃。把爱停留在爱的手段上、爱的通道上，而不是回到爱的源头，那爱就会出现问题。对象可以给我们带来快乐，对于愿

意走向觉醒之道但同时又是普通人的我们，首先应该要
肯定第一种爱。但我们不能拘泥于第一种爱，因为最终
这第一种爱是变动的爱、是局部的爱。我们最好把第一
种爱和第二种爱融合在一起。我们要在具体的爱的手段
中以及局部的有限的爱中，看到无限的爱；我们也要在
无限的爱中看见它显现在具体的爱的对象上。如此之
爱，才是一种合理的现实主义的爱，一种既短暂又永恒
的爱。

第 26 节

एकं त्यक्त्वाऽन्यदादत्ते सुखं वैषयिकं सदा ।

नात्मा त्याज्यो न चादेयस्तस्मिन्न्यभिचरेत्कथम् ॥ २६ ॥

对快乐的对象的爱总是会从一对象转移到另一对象
上，（这些对象可能被接受或者被拒绝）但是，对待自
我则不能这样。所以，自我的爱如何能够改变呢？

对对象的爱无法恒久固定，因为这个对象会转换到
另一个对象，当某一个对象不能再带来快乐时，所谓的
快乐的享受者就会把目光转换到另一个可以为他带来快
乐的对象上。某一个对象可能被接受，因为它可能会带
来快乐；也可能被拒绝，因为它可能不会带来快乐，甚
至会带来痛苦。就如婚姻中的男女，当丈夫认为妻子不

再如当初那样给他带来幸福时，或者妻子觉得丈夫背叛了自己再不能从丈夫那里获得爱、得到幸福时，离婚就是必然的选择了，丈夫和妻子都会重新选择新的对象，试图再次获得快乐、爱和幸福。

我们爱上一个对象，因为这个对象可能带给我们快乐；我们拒绝一个对象，因为它可能带给我们悲伤。但自我永远也不会拒绝我们、排斥我们。

第 27 节

अद्वैतसिद्धियुक्तयैव नानुभूत्येति चेद्द।

निर्दृष्टान्ता सदृष्टान्ता वा कोट्यन्तरमत्र नो ॥ २७॥

（疑问）：尽管自我不能被接受或被拒绝，但自我也可以被看作是一个如同稻草一般可以漠视的对象。（答复）：不会。因为那漠视它的正是人的自我。

学生认为，既然自我不能被接受也不能被拒绝，那么，这样的自我还有什么用呢？自然人们就会把自我看作一个如稻草一样可以漠视或忽视的对象。

导师说，不，自我不会被漠视或忽视，因为漠视或忽视的主体正是人的自我，对自在的自我来说，自我这一主体如何能够漠视或忽视自我自己这一"对象"呢？自然是不能的。因为主体无法漠视自己，因为漠视行为的主体就是自我本身。

第 28-29 节

रोगक्रोधाभिभूतानां मुमूर्षा वीक्ष्यते क्वचित् ।
ततो द्वेषाद्वेत्याज्य आत्मेति यदि तन्न हि ॥ २८ ॥
त्यक्तुं योग्यस्य देहस्य नात्मता त्यक्तुरेव सा ।
न त्यक्तर्यस्ति स द्वेषस्त्याज्ये द्वेषे तु का क्षतिः ॥ २९ ॥

（疑问）：当人们被疾病或愤怒所压倒而想去死时，就开始憎恨自我。（回答）：不是这样的。当他们想要放弃身体时，被拒绝的对象是身体，而不是他们的自我。自我是渴望身体终结的主体，自我不会憎恨自身。如果他们憎恨作为对象的身体，那么又有什么伤害呢？

学生说，人在一些特别的处境下，如因为疾病的折磨而痛苦不堪，或被愤怒压倒而想死掉之时，就会排斥、否定和憎恨自我。导师说，不会。因为自我是主体，憎恨、放弃、否定的是诸如身体等的对象，正是自我本身。并且进一步说，如果自我这一主体憎恨的只是作为对象的身体，憎恨身体对自我有什么伤害呢？自然没有，因为身体不是自我。

第 30 节

आत्मार्थत्वेन सर्वस्य प्रीतेश्चात्मा ह्यतिप्रियः ।
सिद्धो यथा पुत्रमित्रात्पुत्रः प्रियतरस्तथा ॥ ३०॥

因为自我的缘故，所有对象都成了被渴望的，因此在所有被爱的对象中，自我是最可爱的。一个男人，会更爱他自己的儿子，而非他儿子的朋友。

因为自我的原因，所有一切都成了被渴望的对象。然而，在所有被爱、被渴望的对象中，自我是才是最可爱的。比如，对于一个男人来说，他的儿子与他儿子的朋友相比，儿子肯定是最可爱的，因为儿子是他自我（自己）的延续，他为了自我（自己）的缘故，他更爱儿子，而不会更爱儿子的朋友。

第 31 节

मा न भूवमहं किन्तु भूयासं सर्वदेत्यसौ ।
आशीः सर्वस्य दृष्टेति प्रत्यक्षा प्रीतिरात्मनि ॥ ३१॥

"愿我永不消亡，愿我永存"，这是所有人的愿望。因此，对自我的爱显而易见。

当我们说"愿我永不消亡，愿我永存"时，蕴含着两层意思，一是希望"我"可以是一个永恒的存在，一是因为"我"最可爱，因为"我"爱我的"自我"，故而希望这可爱的"我"能够永存。

显然，在这个表达愿望的语句中，"我"指的是不会永存的那个"我"——也就是我们常常错误认同的那个"粗身"——血肉构成的身体之我。因为身体一定会消亡。但我们对于自我的爱是如此的强烈，所以我们希望我们最爱的自我可以永远存在、永不消亡。因此，对"自我"的爱是如此的显而易见。

不过，我们知道，如果一个人已经认识到他不是这具身体，而是不朽的大我即梵时，大概此人就再不会说出这样的愿望了，因为他知道他本质上是不朽的，是永存的。

第 32—34 节

इत्यादिभिस्त्रिभिः प्रीतौ सिद्धायामेवमात्मनि ।
पुत्रभार्यादिशेषत्वमात्मनः कैश्चिदिरीतम् ॥ ३२ ॥

एतद्विवक्षया पुत्रे मुख्यात्मत्वं श्रुतीरितम् ।
आत्मा वै पुत्रनामेति तच्चोपनिषदि स्फुटम् ॥ ३३ ॥

सोऽस्यायामात्मा पुण्येभ्यः कर्मेभ्यः प्रतिधीयते ।
अथास्येतर आत्माऽयं कृतकृत्यः प्रमीयते ॥ ३४ ॥

　　尽管众经典教导我们自我是最高之爱的对象，且理性和经验这两者也证实了这一点，但是仍然有人认为，相对于儿子、妻子等，自我仅仅是爱的次级对象。为了支持这一点，他们引用天启经的话语："儿子确实就是自我"，这显示了儿子的优先性。《奥义书》也明确地提及了这一点。"以儿子的形式诞生的（父亲的）自我，会替代他从事善行。父亲的自我，（通过生下儿子）实现了他的目的，然后迈入老年，离开人世。"

　　作者明确告诉我们，自我是最高的爱的对象——这一点得到了理性和经验双重的证实。但是，仍然有人认为，儿子等才是第一的。因为他们认为，儿子就是"自我"——父亲的自我（自己）的延续。

　　这几节经文出自《考史多启奥义书》（II. xi）和《爱多雷耶奥义书》（II. i. 1）。

第35—36节

सत्यप्यात्मनि लोकोऽस्ति नापुत्रस्यात एव हि ।

अनुशिष्टं पुत्रमेव लोक्यमाहुर्मनीषिणः ॥ ३५ ॥

मनुष्यलोको जय्यः स्यात्पुत्रेणैवेतरेण नो ।

मुमूर्षुर्मन्त्रयेत्पुत्रं त्वं ब्रहोत्यादिमन्त्रकैः ॥ ३६ ॥

　　《大林间奥义书》有一诗节说，尽管自我存在，但没有儿子的人就去不了天堂。所以，思想家们说，一个受过吠陀经很好训练的儿子将帮助他的父亲进入天堂。这个尘世的快乐可以通过儿子而不是其他事物获得。因此，临终时的父亲应当教导他的儿子吠陀真理："你是梵。"

　　尽管自我存在，但是还是有很多人认为没有儿子的人进不了天堂。所以，思想家们认为受过吠陀教育的儿子可以帮助他的父亲进入天堂。在古代印度，儿子特别是长子在家庭中的地位是最高的，父亲甚至会把儿子视为自己。父亲对孩子的最高教导就是教导吠陀真理：你是梵。父亲认识到自己是梵，让儿子认识到自己也是梵，如此父与子达到同一之认识。父亲就是儿子，儿子就是父亲。父和子同一，但父和子又不同一。这也是一种"新约神学"思想。

第 37－38 节

इत्यादिश्रुतयः प्राहुः पुत्रभार्यादिशेषताम् ।
लौकिका अपि पुत्रस्य प्राधान्यमनुमन्यते ॥ ३७ ।
स्वस्मिन्मृतेऽपि पुत्रादिर्जीवेद्धित्तादिना यथा ।
तथैव यत्नं कुरुते मुख्याः पुत्रादयस्ततः ॥ ३८ ॥

引用这些吠陀诗节是为了证明儿子、妻子等的重要性（以及一个人自身的自我是第二位的）。普通人也认为儿子更为重要。父亲辛勤劳作获取财富，是为了在他死后他的儿子和其他人仍能维持生计。因此，儿子优先于自我。

这些引文是告诉我们，儿子、妻子等外在于我的他者更为重要，而一个人自身的自我却是第二位的。这都是人们自然和普遍的看法。因为父亲辛勤一辈子去获取财富，就是为了在他死后他的子孙们也能生活得很好。因为儿子是父亲的延续，所以儿子优先于父亲自身的自我。此时，父亲自身的自我就是第二位的了。

第 39 节

बाधमेतावता नात्मा शेषो भवति कस्यचित् ।
गौणमिथ्यामुख्यभेदैरात्मायं भवति त्रिधा ॥ ३९ ॥

好吧，但是这些诗节并不证明自我更不重要。要记住，"自我"一词有比喻的、虚幻的和基本的三种含义。

不过，自我真的是第二位的吗？儿子等真的优先于父亲的自我吗？作者告诉我们，好吧，即便经典中的诗节说儿子优先于父亲的自我，但这并不证明自我更不重要。儿子重要，但自我更重要。在接下来的经文中，作者为我们做了详尽的分析。他首先告诉我们，"自我"这一词有"比喻的、虚幻的和基本的"三种含义。

《奥义书》对自我有深刻的阐述。人有粗身的我、精身的我、因果身的我以及更加根本的真我，即阿特曼。自我是一个序列，从低到高，需要我们站在意识发展高低的层次、需要根据我们所处的意识高低层次上来理解。

第 40 节

देवदत्तस्तु सिंहोऽयमित्यैक्यं गौणमेतयोः ।
भेदस्य भासमानत्वात्पुत्रादेरात्मता तथा ॥ ४० ॥

"兑瓦达塔（Devadatta）是一头狮子"，这一表达把兑瓦达塔说成是一头狮子，就是比喻的说法，因为，这两者之间的区别是显而易见的。类似地，把儿子和其他人说成是自我也只是比喻而已。

如果我们接受自我的比喻性说法，那么我们就可以把儿子、妻子等其他人视为我们的自我。不过，人们可能把比喻性的用法理解为基本的用法，于是产生误解和问题。

第 41 节

भेदोऽस्ति पञ्चकोशेषु साक्षिणो न तु भात्यसौ ।

मिथ्यात्मतातः कोशानां स्थाणोचौरात्मता यथा ॥ ४१ ॥

差异存在于五鞘和目击者之间，尽管这种差异并不明显，而且，五鞘是如此的虚幻——这就如同把窃贼看成了树桩。

五鞘是虚幻的，但是它们看起来像是目击者，这就如远远地把窃贼看成了树桩。

五鞘就是粗身鞘、能量鞘、心意鞘、智性鞘、喜乐鞘，它们构成了人的三身（粗身、精身和因果身）。但本质上，它们是摩耶，并不独立。只是因为摩耶，我们才把五鞘认同为我们的自我。

第 42 节

न भाति भेदो नाप्यस्ति साक्षिणोऽप्रतियोगिनः ।

सर्वान्तरत्वात्तस्यैव मुख्यमात्मत्वमिष्यते ॥ ४२ ॥

目击意识独一无二，因此，在它之中既没有任何显现，也没有任何差异。因为它是最内在的本质，所以人们认为，"自我"一词在就其基本的意义而言是指目击者本身。

现在，我们来到了吠檀多不二论最核心的地带。

从对粗身的自我认同慢慢上升，到最后明白真正的自我是目击者。这目击者独一无二，因此在这目击者中，哪里会有什么显现，哪里会有什么差异呢？在独一无二中的任何显现都是虚幻、任何差异都是虚妄。从本质上说，我们所有人的自我是无差异的。吠檀多修持的全部目的，就是要认识到我们就是这光辉灿烂的阿特曼。这个阿特曼超越时空、先于万有，明白了它，就明白了根本。

第 43 节

सत्येवं व्यवहारेषु येषु यस्यात्मतोचिता ।

तेषु तस्यैव शेषित्वं सर्वस्यान्यस्य शेषता ॥ ४३ ॥

虽然"自我"一词在日常的用法中有这三种含义，但基本的含义是主要的，其他的两种含义不过是次要的。

在自我的三种含义中，最基本的含义是主要的，即自我作为至上之我、阿特曼才是第一含义。其他的两种含义不过是辅助性的。

第 44 节

मुमूर्षोर्गृहरक्षादौ गौणात्मैवोपयुज्यते ।
न मुख्यात्मा न मिथ्यात्मा पुत्र: शेषीभवत्यत: ॥ ४४ ॥

在上述临终的父亲的例子中，父亲把家庭的财产和传统传给了他的儿子，"儿子是自我"中的"自我"一词就是比喻的含义，而不是基本的或虚幻的含义。

为了让家庭的财产和传统得以一直保留和持续下去，临终的父亲在临终时就会把家庭的财产和传统传给他的儿子。在这一关系中，儿子具有特别的传承重要性。正因为儿子在传承中的特别重要性，父亲就把儿子视为他的"自我"。但这个"自我"并不是他真正的自我。儿子是父亲的自我只是一个比喻的说法。

第 45 节

अध्येता वह्निरित्यत्र सन्नप्यग्निर्न गृह्यते ।
अयोग्यत्वेन योग्यत्वाद्द्रष्टेवात्र गृह्यते ॥ ४५ ॥

在"背诵者是火"这一个句子中，"背诵者"一词实际上不可能是指火，因为火不能背诵，而它必定是指能够进行背诵的梵行者。

"火"在印度吠陀传统中具有特别重要的意义。火，尤其是祭火，不仅是热（tapas），不仅是自我的光和光明，也是获得祈求之物重要的承载者。能够背诵吠陀的人，也就是梵行者，就如同那火一样，可以为我们带来光明、实现我们的欲望。显然，这里的"火"是一种比喻。

第 46 节

कृशोऽहं पुष्टिमाप्स्यामीत्यादौ देहात्मतोचिता ।

न पुत्रं विनियुङ्क्तेऽत्र पुष्टिहेत्वन्नभक्षणे ॥ ४६ ॥

在诸如"我很瘦，我必须长胖一些"等这类表述中，身体应被视为自我。因为，为了使一个人自己长胖一些，没有人会让他儿子多吃点。

为了让自己长胖，我们只会自己多吃点，而不会让我们的儿子多吃点，因为儿子多吃并不能让我们长胖。这里，我们的身体就是我们的自我，而非儿子是我们的自我。

第 47 节

तपसा स्वर्गमेष्यामीत्यादौ कर्त्रात्मतोचिता ।

अनपेक्ष्य वपुर्भोगं चरेत्कृच्छ्रादिकं ततः ॥ ४७ ॥

在诸如"苦行让我进天堂"等这类表述中，行动者
（智性鞘）应被视为自我。因此，人们会不顾物质享受，
而践行严苛的苦行。

"苦行让我进天堂"这一表述告诉我们，苦行者相
信通过苦行，他就可以进入天堂。因此，在这一信念支
持下，人们会放弃物质的享受而践行苦行以期进入天
堂、享受天堂的快乐。作出这一苦行信念的，是我们的
智性鞘，于是，智性鞘就成了我们的自我。

第 48 节

मोक्ष्येऽहमित्यत्र युक्तं चिदात्मत्वं तदा पुमान् ।
तद्वेत्ति गुरुशास्त्राभ्यां न तु किञ्चिच्चिकीर्षति ॥ ४८ ॥

当一个人说"我是自由的"，然后，他从导师和经
典那里获得（自我的）知识，并且他不再渴望任何其他
事物。在这里，"我"一词应被视为目击者自我。

"我是自由的"，这里的"我"指的是什么？是身体
吗？不可能，因为身体并不自由，身体受制于血肉，等
等。是心意吗？不可能，因为心意受制于欲望。是智性
吗？不可能，智性受制于无明（无知）。于是，这里的

自由的我，就只能是目击者自我。而"我是自由的"中的"我"，就是自我最基本的含义，即目击者自我。

第 49 节

विप्रक्षत्रादयो ग्रद्ध्दृहस्पतिसवादिषु ।

व्यवस्थितास्तथा गौणमिथ्यामुख्या यथोचितम् ॥ ४९ ॥

按照各自的身份，婆罗门、刹帝利和吠舍有权分别执行婆罗门祭祀（Brhaspati-sava）、国王登基仪式（Rajasuya）和吠舍祭祀（Vaisyastoma）。同样，在不同的语境中，自我相应地有比喻的、虚幻的和基本的含义。

第 50 节

तत्र तत्रोचिते प्रीतिरात्मन्येवातिशायिनी ।

अनात्मनि तु तच्छेषे प्रीतिरन्यत्र नोभयम् ॥ ५० ॥

在任何特定的语境中都位居首位的自我，总能感受到无限的爱；并且，只要与自我相关联，就有中等程度的爱，而所有其他事物，则任何爱也没有。

自我是一切爱的源头。我们之所以能感受到爱，是因为在任何处境中，自我总是居于首位。即便在比喻的和虚幻的自我含义之语境中，自我也依然是居于首位。

自我就是喜乐，自我就是爱，任何事物只要与自我相关联，就有了一定程度的爱。而离开了自我的任何事物，则什么爱也不会有。

第 51 节

उपेक्ष्यं द्वेष्यमित्यन्यद्द्वेधा मार्गतृणादिकम् ।

उपेक्ष्यं व्याघ्रसर्पादि द्वेष्यमेवं चतुर्विधम् ॥ ५१ ॥

　　其他事物有两类，一类是被忽视的，一类是被憎恨的。路边草是被忽视的，而老虎和蛇则是被憎恨的。所以，事物分为四类：最爱的、可爱的、被忽视的、被憎恨的。

第 52 节

आत्मा शेष उपेक्ष्यं च द्वेष्यं चेति चतुर्ष्वपि ।

न व्यक्तिनियमः किन्तु तत्तत्कार्यात्तथा तथा ॥ ५२ ॥

　　在首要的自我、与自我相关联的事物、被忽视的对象和被憎恨的对象这四类事物中，没有任何神圣性附属于其中任何一种事物，从而使得一种事物总是居于首要地位或者居于次要地位，等等。但是，它们是居于首要地位还是次要地位等，依赖于它们在特定条件下产生的效果。

一种事物，是位居首要地位还是次要地位等，取决
于它们自己在特定条件下的作用或效果，而不取决于它
们是否具有某种神圣性。

第 53 节

स्याद्व्याघ्रः संमुखो द्वेष्यो ह्युपेक्ष्यस्तु पराङ्मुखः ।
लालनादनुकूलश्चेद्विनोदायेति शेषताम् ॥ ५३ ॥

一只老虎遇上了人，老虎就是可恨的；老虎走了，
老虎就是被忽视的；老虎经过驯化从而变得友善了，就
会带来快乐，因而老虎就可亲可爱了。

这里提出的对事物对象的分类，具有强烈的现代功
能论的色彩。

第 54 节

व्यक्तीनां नियमो माभूल्लक्षणात्तु व्यवस्थितिः ।
आनुकूल्यं प्रातिकूल्यं द्वयाभावश्च लक्षणम् ॥ ५४ ॥

尽管没有任何事物其本身就是首要的或次要的，但

在确定的环境下，仍有一些特征可以把它们区分开来。这些特征是：它们是有利的、不利的或既非有利也非不利的。

上一节有关老虎是可亲可爱的还是可恨的例子充分说明了这一节的观点。

第55节

आत्मा प्रेयान्प्रियः शेषो द्वेषोपेक्षे तदन्ययोः ।
इति व्यवस्थितो लोको याज्ञवल्क्यमतं च तत् ॥ ५५ ॥

通常的结论是，自我是最可爱的，与自我相关的对象是可爱的，其余的事物就或是被忽视的或是被憎恨的。这也是雅伽瓦卡亚的结论。

雅伽瓦卡亚是一位吠陀圣人。本书作者以及雅伽瓦卡亚都认为，自我（即阿特曼）是最可爱的，与这最爱的自我相关联的则是可爱的，其余的事物就要么是可以忽视的，要么是可恨的。

我们也可以从《大林间奥义书》中雅伽瓦卡亚与其妻子之间的精彩谈话中知道，万物之可爱是因为其内在的自我（阿特曼）。

第 56 节

अन्यत्रापि श्रुतिः प्राह पुत्राद्वित्तात्तथाऽन्यतः ।

सर्वस्मादान्तरं तत्त्वं तदेतत्प्रेय ईष्यताम् ॥ ५६ ॥

天启经在别的地方也宣称："要知道这个自我最可爱，因为它比儿子、比财富等更加内在。"

此节经文也见于《大林间奥义书》（I. iv. 8），它明白地宣称，自我才是最可爱的，因为自我比儿子、财富等更加内在，更加本质。

第 57 节

श्रौत्या विचारदृष्ट्यायं साक्ष्येवात्मा न चेतरः ।

कोशान्पञ्च विविच्यान्तर्वस्तुदृष्टिर्विचारणा ॥ ५७ ॥

通过天启经赐予的分辨之眼，就可以清楚地知道：目击意识，是真正的自我。分辨意味着分离五鞘，并看见内在的本质。

如今，我们通过了解自我的不同含义，回到了更为基本的问题上。通过天启经赐予的智慧分辨之眼，我们可以清楚地了解：目击意识是真正的自我。吠檀多不二论大师商羯罗一直强调分辨的智慧，他的《分辨宝鬘》（学界认为这不是商羯罗本人的著作）就是教导分辨智慧的著作。那么，什么是分辨呢？在这里，作者告诉我们，分辨就是将覆盖自我的五鞘分离开来，看见其内在的本质即自我。

分离五鞘，就是要通过识别五鞘的真本质，从而透过五鞘而洞见其内在的本质。五鞘不是自我，目击意识才是真正的自我；五鞘不是本质，自我才是本质；五鞘是摩耶的作用结果，非真。

第 58 节

जागरस्वप्नसुषुप्तीनामागमापायभासनम् ।

यतो भवत्यसावात्मा स्वप्रकाशचिदात्मकः ॥ ५८ ॥

正是这自明的意识，即自我，才是醒态、梦态和深眠态中之显现者和不显现者的目击者。

自我是自明的意识，这一意识目击着醒态、梦态和深眠态中的显现者或不显现者。

自明的意识就是阿特曼，就是真正的自我，这真正的自我目击着一切。醒态是粗身状态，梦态是精身状态，深眠态是因果身状态，这内在的自我、这自明的意识、这阿特曼始终目击着这三种状态中的一切。只有明白自我才是它们的真正目击者，我们才能识别出摩耶的把戏，识别出真与非真、实在与非实在。真就是这意识、这阿特曼、这自我，非真的就是醒态、梦态和深眠态中的粗身、精身和因果身，由此我们就可以打碎轮回的车轮，获得自由，进入梵境。

第59-60节

शेषाः प्राणादिवित्तान्ता आसन्नास्तारतम्यतः ।
प्रीतिस्तथा तारतम्यात्तेषु सर्वेषु वीक्ष्यते ॥ ५९ ॥

वित्तात्पुत्रः प्रियः पुत्रात्पिण्डः पिण्डात्तथेन्द्रियं ।
इन्द्रियाच्च प्रियः प्राणः प्राणादात्मा प्रियः परः ॥ ६० ॥

各种不同的享受对象——从生命到财富，依据它们接近自我的程度，成为程度不同的爱的对象。儿子比财富可爱，身体比儿子可爱，感官比身体可爱，生命和心意比感官可爱，相比于生命和心意，自我则是至上之爱。

这世上的一切，无物多余。一切都可以按照它们与自我发生的不同程度的联结，成为程度不同的爱的对象。

我们喜欢或憎恨，我们讨厌或欣赏，都有着我们自己的标准。我们接近内在自我，我们与内在自我相应。

我们接近天道，我们与天道相应。我们遵循相应之道，与内在自我相联结，并获得一个判断的标准。从最不起眼的尘埃，到最高贵、最尊严的生命，都有其爱的价值。依据相应或联结的原则，我们自然可以欣赏和享受爱的对象，从低到高，财富—儿子—身体—感官—生命和心意—自我。这是一般的法则，但现实中也并不都是如此，常有反例。

这世上的一切并不都是处于相应或联结之中。摩耶的力量是如此之大，使得我们并不能完全从联结的角度去理解和解释这世界。事实上，众生都是带着业并持续制造着业而生存着，不相应很自然。当这种不相应达到某种程度的时候，业力原则自会启动并发生作用。

第61节

एवं स्थिते विवादोऽत्र प्रतिबुद्धविमूढयोः ।
श्रुत्योदाहारि तत्रात्मा प्रेयानित्येव निर्णयः ॥ ६१ ॥

天启经中有一段智者和愚者之间的对话，这段对话证明，自我是所有对象中的最可爱者。

参见《大林间奥义书》（I. iv. 8）："这个自我是至高的内在者，比儿子可爱，比财富可爱，比一切事物可爱。如果有人说其他东西比自我可爱，别人就会告诉他说他将失去可爱者，而结果也会这样。确实，应该崇拜自我为可爱者。任何人崇拜自我为可爱者，他就不会失去可爱者。"

第 62 节

साक्ष्येव दृश्यादन्यस्मात्प्रेयानित्याह तत्त्ववित् ।
प्रेयान्पुत्रादिरेवेमं भोक्तुं साक्षीति मूढधीः ॥ ६२ ॥

智者坚持认为，目击意识比一切对象更可爱。愚者则坚持认为，儿子和其他对象更可爱，并且，目击意识将享受由这些对象引发的快乐。

目击意识是最基本的、最可爱的，没有什么比它更为根本了。但是处于无明中的人们并不这样认为，他们受制于摩耶幻象，认为诸如儿子和其他的对象等更为可爱，并且他们还进一步认为，目击意识本身会享受由这些对象所带来的快乐，也就是说，目击意识并不是最可爱的，而是相反，它还依靠儿子或其他对象带来的快乐。儿子和其他对象才是更重要的。

智者和愚者的差别就在于，智者把握了本质，把握了根本；愚者因为摩耶的遮蔽，难以看清自己的真正自我，把喜乐的根源放在了外在的儿子和其他对象之上。结果就是，智者获得真正的喜乐；愚者不能获得真正的

喜乐，却必然陷入轮回之海。他们的区别在哪里？他们
的区别就在于"分离"或"分辨"。"认识你自己"，就
是要明辨真和非真，区分实在和非实在。真知，就是自
我的知识。自我知识的灯照亮黑暗，穿透摩耶。

第 63 节

आत्मनोऽन्यं प्रियं ब्रूते शिष्यश्च प्रतिवाद्यपि ।
तस्योत्तरं वाचो बोधशापौ कुर्यात्तयोः क्रमात् ॥ ६३ ॥

　　无知的弟子和顽固的反对者断言，自我（阿特曼）
之外的某种事物才是最伟大的爱的对象。将要给出的回
答被证明是对弟子的一种教导，而对顽固的反对者则是
一个诅咒。

　　不懂得自我知识的弟子当然不会说自我最可爱。顽
固的反对者同样也不会认为自我最可爱。无知是硬伤，
消除无知是正道，如《坛经》云："一灯能除千年暗，
一智能灭万年愚。"

第 64 节

प्रियं त्वां रोत्स्यतीत्येवमुत्तरं वक्ति तत्त्ववित् ।
स्वोक्तप्रियस्य दुष्टत्वं शिष्यो वेत्ति विवेकतः ॥ ६४ ॥

　　智者会引用经典回答道："你最爱的事物会让你哭泣。"弟子分析这一回答，就会发现他认为自我之外的某物是最可爱的观点是错误的。

　　弟子认为，自我之外的某物——如儿子、财富等——才是最可爱的，自我不是最可爱的。但是，智者说"你最爱的事物会让你哭泣"，你的儿子对你不孝你会哭泣，你财富缩水流失会让你哭泣，你的丈夫背叛你会让你哭泣……也就是说，当你把孩子、财富等视为至亲至爱时，他们会让你哭泣。可是，至亲至爱的又如何能够让你伤心哭泣呢？可见，让你伤心哭泣的必定不是至亲至爱的！弟子终于发现了儿子等不是至爱。

第65—67节

अलभ्यमानस्तनयः पितरौ क्लेशयेच्चिरम् ।
लब्धोऽपि गर्भपातेन प्रसवेन च बाधते ॥ ६५ ॥
जातस्य ग्रहरोगादि कुमारस्य च मूर्खता ।
उपनीतेऽप्यविद्यत्वमनुद्वाहश्च पण्डिते ॥ ६६ ॥
पुनश्च परदारादि दारिद्र्यं च कुटुम्बिनः ।
पित्रोर्दुःखस्य नास्त्यनतो धनी चेन्म्रियते तदा ॥ ६७ ॥

一对已婚夫妇想要一个儿子，却未能如愿，他们会失望和痛苦。怀孕之后，或流产，或分娩的疼痛会使他们悲伤。儿子出生后，他可能遭受各种疾病或出生时的星体位置的折磨；他还可能愚笨或固执。或者，在戴上圣线后，他什么也不学；或者，即使他博学，但可能独身不婚。再者，他可能去追逐他人的妻子；或者，他可能有个难以对付的家庭并且还十分贫穷；又或者，他可能逐渐变得富有，但却英年早逝。父母的悲伤没有尽头。

这三节为我们描述了父母把儿子作为至爱可能遭遇的种种痛苦。

第 68 节

एवं विविच्य पुत्रादौ प्रीतिं त्यक्त्वा निजात्मनि।
निश्चित्य परमां प्रीतिं वीक्षते तमहर्निशम् ॥ ६८ ॥

考虑到这一切，弟子必定会放弃对他物形成的一种执着。他应该把他的爱集中在自我之上，并日夜冥想自我。

父母认为儿子是至爱，以至于对儿子形成一种执着，这种爱的执着会因为儿子或痛苦或快乐。当父母明白儿子非至爱时，就一定会放弃对儿子的执着，转而把爱集中在自我之上。

执着是痛苦的根源，执着是轮回的动因。如果不能放下执着，即便在知识信息上知道自我最可爱，也不能从痛苦中解脱出来而获得自由和喜乐。从心理学上说，执着是一种对对象的高度认同。认同儿子最可爱，认同某个人或某件事或某物最可爱，就会在心理上产生一体感。一般情况下，执着难以放下。

执着有一个系统。根据与自我的亲疏关系，而形成一个序列。遇到两个不同的对象，我们就会面临选择。普通大众会把外在对象作为执着的对象，把有限、短暂的事物作为执着的对象，因之陷入烦恼和痛苦中。世界各大信仰传统教导人们要执着那些高、远、深的对象，因为那类对象一般不会伤害我们，而会成为一种在高处、远处和深处的引导者。

有人问，不执着于任何事物，有没有问题？比如，我们对自我也不执着吗？我们对真理也不执着吗？如果我们不执着于自我、不执着于真理，为何我们还要去探究真理？

如果我们把自我、把真理当作是外在于我的另一个对象、另一个他者，那么，那些执着于自我、执着于真理、执着于探究自我和真理的人，就是世上最大的执着者！但是，我们知道，自我不是另一个对象，真理不是另一个他者，对于明白了自我、明白了不二真理的智者来讲，他就是自我，他就是真理，对于他们，何来的执着呢？

当我们还不自知，当我们还没有把握真理而仍然处在二元中的时候，执着于自我、执着于真理、探究自我、探究真理就是必要的——这样的"执着"，只是经验中的。当你明白自我时，连这样的"执着"也会消失，一如那光中的光不会执着于探究光在哪里，因为他就是光。所以，吠檀多教导弟子要"日夜冥想自我"。

第 69 节

आग्रहाद्ब्रह्मविद्द्वेषादपि पक्षममुञ्चतः ।

वादिनो नरकः प्रोक्तो दोषश्च बहुयोनिषु ॥ ६९ ॥

因其固执和对知真者的敌意而不放弃其看法的顽固的反对者，陷入黑暗的深渊，遭受无数次轮回再生的痛苦。

那些对不二论知真者怀有敌意的固执的反对者，认同于二元中的外境和外物，他们执着于外境和外物，当无法长久的外境和外物变迁、变化、腐朽、败坏时，他们就必定遭受痛苦、烦恼和轮回。所以，智者关于"你最爱的事物会让你哭泣"这一回答对反对者来说就是一种诅咒。

　　需要注意的是，不执着于外境和外物，并不等同于
我们不爱我们的儿子、不爱我们的妻子或丈夫、不爱我们
的财富，等等。也有人认为，不执就是不理睬、排斥、逃
离、放弃，这也不是适宜的态度和实践。不执着，不是放
弃，不是不爱，不是远离，更不是逃避，不执着，是一种
明白不二之后"流过"的态度，是一种明白不二之后"放
下"的实践，是一种明白不二之后"轻省"的生活。

第70节

ब्रह्मविद्ब्रह्मरूपत्वादीश्वरस्तेन वर्णितम् ।

यद्यत्तत्तथैव स्यात्तच्छिष्यप्रतिवादिनो: ॥ ७० ॥

　　**知梵者具有梵的本性，他被描述为全能的自在天。
对于弟子和反对者而言，他所说的一切都会实现。**

　　有一位吠檀多不二论思想家曾经说，梵是父，摩耶
是母，这对父母生了两个孩子，一个叫自在天（Ish-
vara），一个叫灵魂（jiva）。自在天以"存在"、"意识"
和"喜乐"的方式继承了父亲的财富，并以"全在"、
"全能"和"普遍控制"的形式继承了母亲的财富。而
另一个儿子灵魂（jiva）却没有这些财富，或只有非常
有限的财富，与兄弟自在天有天壤之别，因此陷入痛苦
和烦恼中。但当灵魂明白了自己的本性时，他就知道他

自己具有梵的本性，他就与自在天合为一体了。所以，知梵者可以被描述为全能的自在天。而作为全能者，他对弟子和反对者所说一切话语，皆非虚妄，必定实现。因为他就是真理。真理中，一切皆能。

第71节

यस्तु साक्षिणमात्मानं सेवते प्रियमुत्तमम् ।

तस्य प्रेयानसावात्मा न नश्यति कदाचन ॥ ७१ ॥

　　谁把目击者自我冥想为所有对象中最可爱者，谁就会发现，最可爱的自我绝不会被毁灭。

　　自我是最可爱的，没有什么对象可以超越自我。这自我是永恒的，不朽的，不可毁灭的。

第72节

परप्रेमास्पदत्वेन परमानन्द इष्यताम् ।

सुखवृद्धिः प्रीतिवृद्धौ सार्वभौमादिषु श्रुता ॥ ७२ ॥

　　至上自我，作为最可爱的对象，是无限快乐的源泉。天启经说，从尘世的君王一直到宇宙金胎（Hiran-yagarbha）之任何位置上，哪里有更大的爱，哪里就有更大的喜乐。

自我是大者，大者是梵，大者是喜乐。爱越大，就越亲近自我，越亲近自我，就越喜乐。

第73—75节

चैतन्यवत्सुखं चास्य स्वभावश्चेच्चिदात्मनः ।
धीवृत्तिष्वनुवर्तेत सर्वास्वपि चितिर्यथा ॥ ७३ ॥

मैवमुष्णप्रकाशात्मा दीपस्तस्य प्रभा गृहे ।
व्याप्नोति नोष्णता तद्वच्चितेरेवानुवर्तनम् ॥ ७४ ॥

गन्धरूपरसस्पर्शेष्वपि सत्सु यथा पृथक् ।
एकाक्षेणैक एवार्थो गृह्यते नेतरस्तथा ॥ ७५ ॥

（疑问）：如果自我的本性是喜乐，也是意识，那么就应该在心意的所有波动中发现喜乐，就如意识一样。

（回答）：不是这样的。房中亮着的灯，既发出光，又发出热。但是，只有它发出的光照亮房间，而非它发出的热。类似地，成就心意波动的只是意识（而不是喜乐）。某一对象可能具有气味、颜色、味道、触觉等特性，然而，其中每一特性都只能为某一个特定的感官所感知而不能为其他感官所感知。自我的喜乐也是如此。

一如灯同时发出光和热，但是照亮屋子的是光而不是热。同样，自我既是意识也是喜乐，但是成就心意波动的是意识而不是喜乐。

自我有三个维度或三个方面，即存在、意识和喜乐。存在、意识和喜乐是三个不同的维度或方面，但这三个方面是一体的。当我们说到其中一个时，就必定涉及另外两个。之所以说自我有"存在、意识和喜乐"三个维度，是因为自我会从不同的层面去显现自身，并为我们不同的感官所感知或认知。就如花就是花，整全不可分割，花整体上具有花香、花味、花色、花形等，而花香需要我们用鼻子去闻，花色需要我们用眼睛去看，花的质感需要我们用手去触摸。同样，梵也是如此，梵就是梵，整体不可分割，梵整体上是存在、意识和喜乐，而造成心意波动的是意识而非喜乐。

第76—77节

चिदानन्दौ नैव भिन्नौ गन्धाद्यास्तु विलक्षणाः ।

इति चेत् तदभेदोऽपि साक्षिण्यन्यत्र वा वद ॥ ७६ ॥

आद्ये गन्धादयोऽप्येवमभिन्नाः पुष्पवर्तिनः ।

अक्षभेदेन तद्भेदे वृत्तिभेदात्तयोर्भिदा ॥ ७७ ॥

（疑问）：气味、味道等彼此不同，但在自我中，意识和喜乐是完全相同的。

（回答）：请告诉我，这一等同是在目击者自我中，

还是在其他的地方？一朵花的气味、颜色和其他特性在
花中并不是彼此分离的。如果有人说，这些特性的分离
是由感官引发的，那么我们再回答道，意识和喜乐之间
的表面差异是由（罗阇或萨埵占主导的）心意波动所造
成的。

摩耶展示为三德：萨埵（善良）、罗阇（激情）和
答摩（愚昧）。这三者相当于三种遮蔽。如果答摩占上
风，那么就既没有意识，也没有喜乐，只有存在；如果
罗阇占上风，那么有意识，有存在；如果萨埵占上风，那
么有意识，有存在，有喜乐。在醒态和梦态的心意波动
中，罗阇（激情）占据上风，此时展示的就是意识；而在
深眠和三摩地中，心意的波动减弱甚至完全停息了，人进
入梵乐之中，但这个梵乐不容易在醒态和梦态觉知到。

第78-79节

सत्त्ववृत्तौ चित्सुखैक्यं तद्वृत्तेर्निर्मलत्वतः ।

रजोवृत्तेस्तु मालिन्यात्सुखांशोऽत्र तिरस्कृतः ॥ ७८ ॥

तिन्तिणीफलमत्यम्लं लवणेन युतं यदा ।

तदाम्लस्य तिरस्कारादीषदग्नं यथा तथा ॥ ७९ ॥

我们认识到，当萨埵在心意波动中占主导时，由于
它的纯净，喜乐和意识是同一的；但当罗阇占主导时，

由于它的不纯，喜乐被遮蔽了。当罗望子果和盐混合，其强烈的酸味就会变弱，味道也会不太酸了；当喜乐被罗阇遮蔽时，喜乐也会减弱。

　　萨埵（善良）、罗阇（激情）和答摩（愚昧）常常是混合的，而只有在萨埵在心意波动中占主导时，意识和喜乐才是同一的，而当罗阇占主导时，喜乐就被遮蔽了。

第80节

ननु प्रियतमत्वेन परमानन्दतात्मनि ।
विवेक्तुं शक्यतामेवं विना योगेन किं भवेत् ॥ ८० ॥

　　（疑问）：通过分辨，人能够感到自我才是最可爱的。但若没有瑜伽的实践，分辨（对解脱）又有什么益处呢？

　　这一节经文反映了印度传统中非常重要的学派之争——瑜伽派和吠檀多派之争。吠檀多派，尤其是商羯罗代表的吠檀多不二论学派主张，认识自我依靠的是智慧的分辨；而瑜伽派认为，唯有瑜伽的实践才能认识自我。

第81节

यद्योगेन तदेवैति वदामो ज्ञानसिद्धये ।
योग: प्रोक्तो विवेकेन ज्ञानं किं नोपजायते ॥ ८१ ॥

（回答）：通过瑜伽可以达到的目标，通过分辨也可
以达到。瑜伽是获得知识的一种手段；知识不是从分辨
中产生的吗？

本经的作者提出，瑜伽之路与分辨之路殊途同归，
通过瑜伽可以达到的目标，通过分辨也可以达到。瑜伽
和分辨都是获得知识的手段。《薄伽梵歌》也持有相同
的立场。《薄伽梵歌》说，数论的道路与瑜伽的道路最
终达成的结果相同。瑜伽将心意专注于内在自我而达到
至上者；数论通过分辨让原人（普鲁沙）与原质（自
然）分离，同样达到自由之境。那么，吠檀多之路呢？
吠檀多通过分辨真和非真，从而获得解脱。在这一意义
上，瑜伽、数论和吠檀多彼此关系密切。当然，随着发
展，后来的吠檀多也吸收了瑜伽的实践和数论的一些思
想。尽管它们之间有区别，但它们的目的都是认识自
我。我们认为，经过整合后的吠檀多不二论思想具有更
加强大的解释力和实践意义。

第 82—83 节

यत्साङ्ख्यैः प्राप्यते स्थानं तद्योगैरपि गम्यते ।

इति स्मृतं फलैकत्वं योगिनां च विवेकिनाम् ॥ ८२ ॥

असाध्यः कस्यचिद्योगः कस्यचिज्ज्ञाननिश्चयः ।

इत्थं विचार्य मार्गौ द्वौ जगाद परमेश्वरः ॥ ८३ ॥

　　"数论者能够成就的状态，瑜伽士也能达成那一状态。"因此，《薄伽梵歌》说，瑜伽和分辨这二者的果实是一样的。要知道，对有些人来说，瑜伽十分困难；而对另一些人而言，要获得知识十分困难，而伟大的主室利·克里希那谈到了这两条道路。

　　经文参见《薄伽梵歌》（V.5）。认识自我要因人而异，根据不同人的特点采取不同的实践进路。对有的人来说，可以多从事瑜伽实践，对另一些人来说，则可以多从事分辨认识，二者都能达致同样的目的。克里希那在《薄伽梵歌》中坚持认为这两条道路是同一的，也是同样有效的。既然如此，我们就当肯定它们并实践它们。

第84节

योगे कोऽतिशयस्तत्र ज्ञानमुक्तं समं द्वयोः ।

रागद्वेषाद्यभावश्च तुल्यो योगिविवेकिनोः ॥ ८४ ॥

当这两条道路都宣称可以拥有（自我）知识时，瑜
伽又有什么特殊性呢？瑜伽士和分辨者这二者都同样摆
脱了执着和厌恶。

这两条道路之所以都是有效的，是因为它们都可以
达成共同的目标——自我知识。瑜伽士和分辨者一样，
都摆脱了执着和厌恶，都已经达到不执着的境地。一旦
不执，就破了轮回的车轮，达到自由之境。就如不同的
登山者，瑜伽士和分辨者分别通过不同的道路，都登上
了山顶。

第85节

न प्रीतिर्विषयेष्वस्ति प्रेयानात्मेति जानतः ।

कुतो रागः कुतो द्वेषः प्रातिकूल्यमपश्यतः ॥ ८५ ॥

知道自我是最可爱的人不爱任何享受的对象。因
此，他如何可能执着呢？一个看不到任何对他怀有敌意
的对象的人，如何可能产生厌恶呢？

至上自我是最可爱的，是最大的爱的对象，也是喜乐对象。有了最爱，最亲，如何可能再爱其他？万物因自我而可爱，这是《奥义书》告诉我们的。我们又如何会看见怀有敌意的对象呢？没有怀有敌意的对象，如何可能产生厌恶呢？

第86节

देहादेः प्रतिकूलेषु द्वेषस्तुल्यो द्वयोरपि ।

द्वेषं कुर्वन्न योगी चेदविवेक्यपि तादृशः ॥ ८६ ॥

瑜伽士和分辨者都厌恶无益于身体、心意等的对象。如果有人说，厌恶这种对象的人不是瑜伽士，那么，我们再次回答道，他同样也不是分辨者。

作者认为，"瑜伽士和分辨者"也可能都有其厌恶的对象，且这些厌恶的对象是那些无益于身心的对象——那么，如果可以说，厌恶这种对象的人不是瑜伽士，那他也不是分辨者，因为真正的瑜伽士和分辨者，既没有执着，也没有厌恶。

第 87 节

द्वैतस्य प्रतिभानं तु व्यवहारे द्वयो: समम् ।

समाधौ नेति चेत्तद्वन्नाद्वैतत्त्वविवेकिन: ॥ ८७ ॥

也许可以说，尽管在相对的经验世界中，他们都接受了二元性的观念，但瑜伽士具有在三摩地状态的期间没有二元性的优点。我们的回答是：分辨者在对非二元性进行分辨时，也不会经验二元性。

瑜伽士要达成的全部目的就是三摩地，分辨者要达成的全部目的就是认识自我、梵我一如。瑜伽士在三摩地中没有二元的经验，分辨者在对非二元性进行分辨时同样也不会经验二元性。

第 88 节

विवक्ष्यते तदस्माभिरद्वैतानन्दनामके ।

अध्याये हि तृतीयेऽत: सर्वमप्यतिमङ्गलम् ॥ ८८ ॥

在下一章"非二元的喜乐"中，我们会详述"二元性缺失"这一主题。因此，到现在为止，我们所讲述的都没有缺陷。

第89节

सदा पश्यन्निजानन्दमपश्यन्नखिलं जगत् ।
अर्थाद्योगीति चेत्तर्हि सन्तुष्टो वर्धतां भवान् ॥ ८९ ॥

（疑问）：在冥想中始终意识到自我之喜乐并且意识不到外在世界，这样的人是真正的瑜伽士。

（回答）：愿满足永与你同在。（因为就此而论，分辨者也持有这样的立场。）

第90节

ब्रह्मानन्दभिधे ग्रन्थे मन्दानुग्रहसिद्धये ।
द्वितीयाध्याय एतस्मिन्नात्मानन्दो विवेचितः ॥ ९० ॥

在讨论梵乐的第二章中，我们着眼于灵性迟钝的人，论述了"自我的喜乐"。

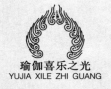

瑜伽喜乐之光
YUJIA XILE ZHI GUANG

第三章

非二元的喜乐

ब्रह्मानन्दे अद्वैतानन्दः

自我本质上是非二元的，它等同于梵。然而，可以见到的宇宙现象是不同于自我的实体，如何可能是非二元的？作者在这一章阐发了宇宙不是独立于梵的，不能作为第二位的存在。最终的喜乐必定是非二元的梵乐。

第1节

योगानन्दः पुरोक्तो यः स आत्मानन्द इष्यताम् ।

कथं ब्रह्मत्वमेतस्य सद्वयस्येति चेच्छृणु ॥ १ ॥

前面我们讲述的瑜伽的喜乐可以说是自我的喜乐。

（疑问）：在二元性中已经具体化的自我①之喜乐如何可能等同于非二元的梵乐？

（答复）：请听我为你讲解。

这一章非常重要。在这一章中弟子的疑问和提出的问题，也是已经习惯甚至固化了二元性思维的我们的疑问和问题。这一章讲述吠檀多不二论哲学思想的核心和关键。

弟子在这里提出了一个非常关键的问题，即二元性和非二元性之间的关系问题。弟子问，自我的喜乐在二元性中已经具体化了，即非二元的自我之喜乐，在二元性中具体化为了诸如儿子、财富、名声、权力等对象所

———————————

① 也有翻译成"具身""涉身""有身"等。——译者注

带来的具体性的快乐。这具体性的快乐如何可能与非二
元之梵乐相等同？也就是说，具体的二元的快乐如何可
能与非二元的喜乐相同？或者，处于二元性中的具体化
了的自我如何可能与梵相同？再或者，二元性中的我们
如何可能理解非二元的梵？这个问题非常重要，明白了
这个问题，就明白了小我和大我、吉瓦和阿特曼、现象
和真理。

第2节

आकाशादिस्वदेहान्त तैत्तिरीयश्रुतीरितम् ।

जगन्नास्त्यन्यदानन्दादद्वैतब्रह्मता ततः ॥ २ ॥

正如《泰迪黎耶奥义书》中所描述的，从空 （Aka-
sa）到肉身之整个世界都无异于喜乐。因此，自我的喜
乐具有非二元之梵的本性。

《泰迪黎耶奥义书》相关的经文如下："从阿特曼
（梵）生空；从空生风；从风生火；从火生水；从水生
地；从地生药草；从药草生食物；从食物生人。"（II. i. 1）
"起初，这一切（即展示的宇宙）并不存在。从那（梵）
产生存在。（被描述为不存在的）那（梵）自己创造自
己。因此被称为自造的（Sukritam）。自造的那（梵）
是滋味（本质）；获得这滋味（本质），人就变得喜乐。"

(II. vii. 1)

导师引用经典，经典告诉我们说，从空（即各元素），到身体，到整个现象的世界都无异于喜乐。因此，具体化的二元中的自我的快乐具有非二元之梵的本性。因为经典告诉我们，一切皆出于梵，世界和自我皆出于梵，知道这一点，我们就会喜乐。

第3节

आनन्दादेव तज्जातं तिष्ठत्यानन्द एव तत् ।

आनन्द एव लीनं चेत्युक्तानन्दात्कथं पृथक् ॥ ३ ॥

世界生于喜乐，居于喜乐，融于喜乐。除了这喜乐，如何可能还有任何事物？

这里进一步告诉我们，不仅一切皆出于梵，一切也在梵中存在，一切也消融于梵。既然一切出于梵、存在于梵中、消融于梵，那么，在这个意义上，如何可能还有任何事物？梵外无物，甚至我们无法想象梵之外的景象。就如一块白布上的画，人物、花鸟鱼虫、高山大海都是画中的，它们在画中鲜活着，它们最终也消融在画中。白布之外是什么，我们画中的人哪里能够想象?!

经文也可参见《泰迪黎耶奥义书》(III. vi. 1)。

第 4 节

कुलालाद्घट उत्पन्नो भिन्नश्चेति न शङ्क्यताम् ।
मृद्वदेष उपादानं निमित्तं न कुलालवत् ॥ ४ ॥

陶匠制作的陶罐不同于陶匠，但是不要让这一点造成任何困惑，因为喜乐就像黏土一样是这宇宙的质料因，而并非像陶匠一样是这宇宙的动力因。

陶匠用黏土制作陶罐，黏土是陶罐的质料因，陶匠师是陶罐的动力因，没有黏土（质料因）就不会有陶罐，但没有陶匠（动力因），黏土不会成为陶罐。而喜乐如黏土一般是宇宙的质料因，而非其动力因。

第 5 节

स्थितिर्लयश्च कुम्भस्य कुलाले स्तो न हि क्वचित् ।
दृष्टौ तौ मृदि तद्वत्स्यादुपादानं तयोः श्रुतेः ॥ ५ ॥

陶罐的存在和毁坏绝不取决于陶匠，而取决于它的质料因即黏土。类似地，根据天启经，宇宙的存在和毁灭的质料因是喜乐。

第6节

उपादानं त्रिधा भिन्नं विवर्तिं परिणामि च ।
आरम्भकं च तत्रान्त्यौ न निरंशेऽवकाशिनौ ॥ ६ ॥

质料因有三类：

（1）维瓦塔（产生现象的质料因，Vivarta），它产生现象，但实质上它与原因没有关系；

（2）帕瑞纳玛（产生效果的质料因，Parinama），它产生效果，是原因之状态的变化；

（3）阿拉姆哈（效果构成的质料因，Arambha），它由不同于诸原因的效果构成。

（设定各个部分的）质料因帕瑞纳玛和阿拉姆哈并没有涉及永恒之梵（即无德之梵，整体性的梵）的任何作用域。

作者把质料因分为三类。

第一类质料因是维瓦塔，就如黏土这一要素，黏土这一要素是产生"陶罐"这一现象的质料因。作为质料因的黏土这一要素，和产生陶罐的原因——陶匠没有关系。

第二类和第三类质料因是帕瑞纳玛和阿拉姆哈，它们分别产生效果——这些效果是原因之状态的变化，或者是不同于原因的效果构成。这两类质料因要起作用的

前提就是要有要素（黏土），没有要素（黏土），就没有
第一类的质料因（产生现象的质料因）产生（陶罐这
一）现象。

作者告诉我们，第二类和第三类质料因与无德之梵
没有关系，或者，这两类质料因无法作用于无德之梵，
因为无德之梵是整体性的，没有要素。

第 7 节

आरम्भवादिनोऽन्यस्मादन्यस्योत्पत्तिमूचिरे।

तन्तोः पटस्य निष्पत्तेर्भिन्नौ तन्तुपटौ खलु ॥ ७॥

因果不同论者同意，一种质料是另一种质料的产
物，就如布料是丝线的产物，并且他们认为，丝线和布
料是完全不同的两种质料。

因果不同论者（Arambhavadins，学术界也翻译成
"因中无果论者"，即胜论派者）坚持原因和结果是两种
完全不同的质料。就如丝线和用丝线做成的布料，丝线
产生布料，布料出于丝线，但是丝线和布料是不同的两
种质料。也即是，黏土是黏土，陶罐是陶罐，尽管黏土
产生了陶罐，陶罐出于黏土，但是黏土和陶罐是两种不
同的质料。

第 8 节

अवस्थान्तरतापत्तिरेकस्य परिणामिता ।
स्यात्क्षीरं दधि मृत्कुम्भः सुवर्णं कुण्डलं यथा ॥ ८ ॥

帕瑞纳玛就是同一种物质从一种状态变成另一种状态，就像牛奶变成凝乳、黏土变成陶罐、金子变成耳环。

牛奶变成凝乳、黏土变成陶罐，金子变成耳环，同一种物质（牛奶）从一种状态（液体）变成了另一种状态（固体）。这是第二种质料因帕瑞纳玛的特点。

第 9 节

अवस्थान्तरभानं तु विवर्तो रज्जुसर्पवत् ।
निरंशेऽप्यस्त्यसौ व्योम्नि तलमालिन्यकल्पनात् ॥ ९ ॥

但是，（第三种质料因）维瓦塔只不过是一事物或其状态的表面变化，而不是一种真变化：就像一根绳子看起来是一条蛇。甚至在某种没有部分的实体中也可以看见这一变化，例如，（无形无色的）空看起来就像是蓝色的圆屋顶一样。

　　一根绳子看起来是一条蛇，但它只不过是根绳子
——只不过直的绳子如蛇一般蜷曲了起来，而使得这根
绳子看起来像是蛇，但在这个状态变化的过程中，绳子
并没有真的变成蛇。甚至，没有部分的（无形无色的）
天空，看起来也像是蓝色的圆屋顶——这样的状态变化
只是一种外表的变化或表面的变化，并不是真变化——
无形无色的空并没有真的变成蓝色的圆屋顶。这就是第
三种质料因维瓦塔的特征。

第 10 节

ततो निरंश आनन्दे विवर्तो जगदिष्यताम् ।

मायाशक्ति: कल्पिका स्यादैन्द्रजालिकशक्तिवत् ॥ १० ॥

　　**所以，在没有部分的喜乐中，世界的虚幻表象就可
以得以解释。就如魔法师的魔力一样，可以说，摩耶的
力量产生了客观的世界。**

　　喜乐是梵。梵绝对、不可分割、没有部分，它不会
增多，也不会减少，它自足圆满。然而，正是这不可分
割、没有部分的梵"产生"了这多样性的世界——就如
无形无色的空看起来像是美丽的蓝色圆屋顶一样。对于
梵来说，这多样性的世界的产生是因为摩耶的力量。

　　对吠檀多不二论者来说，这个多样性的世界并不是

真的，它们看起来是真的只不过是因为摩耶的力量——第三种质料因维瓦塔的效果。

关于摩耶，我们考察了各种解释，并把它的含义加以整合，提供如下一种知识性的信息，供读者参考和思考：第一，试图以可以测度的东西去测度无法测度的对象，以有限觉知无限的思维模式。第二，导致虚幻表象的观念，譬如说"杯弓蛇影"。第三，一种引发迷恋、迷惑和执着的能力，譬如被一个美丽的东西迷惑。第四，能量，或者说属性，摩耶是梵的属性。虽然梵是没有属性的，但从摩耶的角度看，梵是有属性的。

人们在使用"摩耶"一词时，往往不在一个意义上。在吠檀多不二论看来，摩耶并不是一种理论，而是对（世界）现象的描述和解释。从实体论上说，摩耶不是无，也不是有，不是存在，也不是非存在。摩耶不是独存的实体，它依附于梵，在创造之前存在于梵中但不可见、不可知，它是依赖结果而知的，是梵的力量。摩耶不是无，也不是有。之所以说它不是无，是因为它确实在运动，确实会产生结果。之所以说它不是有，是因为一旦有了自我的知识，它就会消除，就像魔术师的魔术，一旦被揭穿了，魔术的幻化也就消除了。显然，这里的摩耶指一种迷惑的力量，这种力量造就了客观的世界。

第 11 节

शक्तिः शक्तात्पृथङ् नास्ति तद्वद्दृष्टेर्न चाभिदा ।

प्रतिबन्धस्य दृष्टत्वाच्छक्त्यभावे तु कस्य सः ॥ ११ ॥

离开力量的拥有者，这力量就不存在，因为它显然不能与它的拥有者分开。但也不能说这力量就等同于它的拥有者，因为力量会遇到它的障碍物。如果它们是等同的，那么在这力量缺失的情况下，它的障碍物是什么呢？

摩耶的基本含义是力量，是梵的力量。但力量不能离开力量的拥有者。没有梵，就没有摩耶。摩耶的存在可以通过摩耶的作用之效果而呈现出来。不过，作者告诉我们，并不能因为梵是摩耶的拥有者，就认为梵就是摩耶。我们不能设想摩耶和梵的同一，因为，如果是这样的话，在缺乏摩耶这一力量的情况下，我们就难以设想其障碍物！

第 12 节

शक्तेः कार्यानुमेयत्वादकार्ये प्रतिबन्धनम् ।

ज्वलतोऽग्नेरदाहे स्यान्मन्त्रादिप्रतिबन्धता ॥ १२ ॥

力量可以从它的效果推论出来。当我们没有看见力量的效果时，我们会得出结论说，这力量遇到了某种障碍物。例如，火焰灭了，我们就推论说存在某种障碍物，如咒语等。

力量是无形的，力量的存在只能从力量作用后的效果来间接推论力量的存在。我们知道存在着某种力量，但如果没有看见这力量产生的效果，我们就会推论说，存在着某种障碍物，这种障碍物阻止了力量发挥它的作用。

第 13 节

देवात्मशक्तिं स्वगुणैर्निगूढां मुनयोऽविदन् ।
परास्य शक्तिर्विविधा क्रियाज्ञानबलात्मिका ॥ १३ ॥

圣人们认为，被称为摩耶的梵的力量被它自身的性质所隐藏。这一神圣的力量有多个方面，可以显现为行动、知识和意志。

摩耶是梵的力量，这力量被梵自身的性质所遮蔽。梵的力量即摩耶可以有多方面的显现，可以显现为行动、知识和意志或愿望。摩耶也表现为三德，即萨埵（善良）、罗阇（激情）和答摩（愚昧）。萨埵以知识为

代表，罗阇则以意志为代表，答摩以行动为代表。知识
和行动相结合带来结果，但它们需要意志的帮助。《白
净识者奥义书》说："心意专注的圣人们在冥想中发现
了［创造］力，这种力量属于主［有德之梵］，隐藏在
主的三德之中。非二元的主主宰所有的原因——时间、
自我等等。"（I. iii）

第 14 节

इति वेदवचः प्राह वसिष्ठश्च तथाब्रवीत्।
सर्वशक्ति परं ब्रह्म नित्यमापूर्णमद्वयम् ॥ १४ ॥

**"至上之梵永恒、完美、非二元和全能"，吠陀经如
是说，圣人瓦希斯塔也支持这个论点。**

第 14－27 节经文来自《瓦希斯塔瑜伽》第三卷
"创造篇"（100－101）。

圣人瓦希斯塔告诉王子罗摩说，梵是永恒、完美、
非二元和全能的。永恒，就是不随时空流转；完美就是
没有缺陷、没有局限；非二元，就是没有三元组的局
限；全能，就是无限，无所不能。

第 15 节

ययोल्लसति शक्त्यासौ प्रकाशमधिगच्छति ।
चिच्छक्तिर्ब्रह्मणो राम शरीरेषूपलभ्यते ॥ १५ ॥

"无论他打算用什么力量去运动，那力量就会显现。哦，罗摩啊，把自身显现为意识的梵之力量，在一切众生的身体中都能感受到。"

　　无论梵使用什么力量，这力量就会显现出来，并产生效果。比如，一切众生都有意识，而意识是梵的力量的一种显现。

第 16 节

स्पन्दशक्तिश्च वातेषु दार्ढ्यशक्तिस्तथोपले ।
द्रवशक्तिस्तथाम्भस्सु दाहशक्तिस्तथानले ॥ १६ ॥

"这力量是空气中的运动，是石头中的坚硬，是水中的流动，是火中燃烧的力量。"

　　宇宙中一切物质的性质——诸如运动，硬度，流动性，燃烧之力，等等，全都来自梵。

第 17—18 节

शून्यशक्तिस्तथाऽऽकाशे नाशशक्तिर्विनाशिनि

यथाऽण्डेऽन्तर्महासर्पो जगदस्ति तथाऽऽत्मनि ॥ १७ ॥

फलपत्रलतापुष्पशाखाविटपमूलवान् ।

ननु बीजे यथा वृक्षस्तथेदं ब्रह्मणि स्थितम् ॥ १८ ॥

"类似地，这力量是阿卡萨（空）中的空，是必定
毁灭之对象中的易逝性。就像一条巨大的蛇潜伏在蛇蛋
中，这个世界也如此潜伏在自我中。正如一棵树连同其
果实、树叶、藤蔓、花朵、枝条、细枝和根潜伏在种子
里，这个世界也如此居于梵中。"

瓦希斯塔用形象的比喻告诉我们，就像巨蛇潜伏在
蛇蛋中，世界也如此潜伏在自我中（梵中）；正如一棵
大树带着根茎、枝叶蔓条、花儿果实潜伏在一颗种子
中，世界也这样带着全部生灵潜伏在梵中。

第 19 节

क्वचित्कश्चित्कदाचिच्च तस्मादुद्यन्ति शक्तयः ।

देशकालविचित्रत्वात्क्ष्मातलादिव शालयः ॥ १९ ॥

"正如各种各样的稻谷都产于大地，由于时空的变化，在某时某地，某种力量就会发端于梵。"

世界上无论有多少类型或品种的稻谷，但这些不同品种的稻谷毫无疑问全都产于大地。同样，宇宙间无论什么力量都出自梵，至于在何时何地梵会显现出何种力量，则因时空的流转或时间空间的不同而有所不同。

第 20 节

स आत्मा सर्वगो राम नित्योदितमहावपुः ।

यन्मनाङ्ननीं शक्तिं धत्ते तन्मन उच्यते ॥ २० ॥

"罗摩啊，当全在的、永恒的、无限的自我呈现为认知的力量之时，我们就称之为心意。"

圣人瓦希斯塔告诉我们什么是心意，心意就是梵显现出来的认知的力量。

第 21 节

आदौ मनस्तदनुबन्धविमोक्षदृष्टी

पश्चात्प्रपञ्चरचना भुवनाभिधाना ।

इत्यादिका स्थितिरियं हि गता प्रतिष्ठा-

माख्यायिका सुभग बालजनोदितेव ॥ २१॥

"王子啊，心意首先出现，然后是束缚和解脱的观念，再后是由许多世界构成的宇宙。因此，所有这些显现都已被固定或安置（在人的心意里），就像为了让孩子高兴而给他们讲的故事一样。"

心意首先出现了，心意出现了才会出现束缚和解脱的观念，然后才是由众多世界构成的整个宇宙。这些后出现的观念和宇宙显然已经固定在人的心意中，这就像那些为取悦孩子给他们讲的故事一样，早就被讲故事的人铭记在心。

第 22—25 节

बालस्य हि विनोदाय धात्री वक्ति शुभां कथाम् ।

क्वचित्सन्ति महाबाहो राजपुत्रास्त्रयः शुभाः ॥ २२ ॥

द्वौ न जातौ तथैकस्तु गर्भ एव न च स्थितः ।

वसन्ति ते धर्मयुक्ता अत्यन्तासति पत्तने ॥ २३ ॥

स्वकीयाच्छून्यनगरान्निर्गत्य विमलाशयाः ।

गच्छन्तो गगने वृक्षानद्दृशुः फलशालिनः ॥ २४ ॥

भविष्यन्नगरे तत्र राजपुत्रास्त्रयोऽपि ते ।

सुखमद्य स्थिता पुत्र मृगयाव्यवहारिणः ॥ २५ ॥

"全能者啊，为了让孩子高兴，保姆给他们讲述了一个美丽的童话故事：从前，有三个英俊的王子。其中有两个从未曾出生，第三个甚至从未在其母亲的子宫里孕育过。他们正直地生活在一座从未曾存在过的城里。后来这三位圣洁的王子离开了他们生活的那个从不存在的城市。他们在游荡时看见长在空中的一些树，树上结满了果实。然后，我的孩子，这三个王子到了一个还没有建成的城市，并在那里快乐地生活，在游戏和狩猎中度过他们的时光。"

为了逗孩子们高兴，保姆给孩子讲了一个三个从未出生过的王子在世间游荡、快乐生活的美丽故事。

第 26 节

धात्रेति कथिता राम बालकाख्यायिका शुभा ।

निश्चयं स ययौ बालो निर्विचारणया धिया ॥ २६ ॥

"罗摩啊，这位保姆如此讲述了一个美丽的童话故事。由于孩子太缺乏分辨力从而相信这个故事是真的。"

听故事的孩子，他们没有分辨真假的能力，从而会相信保姆告诉他们的故事是真的。

第 27 节

इयं संसाररचना विचारोज्झितचेतसाम् ।

बालकाख्यायिकेवेत्थमवस्थितिमुपागता ॥ २७ ॥

"因此，对没有任何分辨力的人来说，这个世界显现为真实地，就像反复讲述给孩子听的童话故事。"

圣人瓦希斯塔总结道，对于没有任何分辨力的人来说，他们相信这个世界是真的，就如同小孩子相信那个故事是真的一样。

在上述引文中，圣人瓦希斯塔向我们阐明了摩耶的无比力量，我们所见的一切都已经潜伏在梵里了。我们能想到的都已经在梵里了，我们不能想到的也在梵里了。事实上，梵是没有任何属性的，但因为摩耶，梵似乎有了属性，而且展示出无比的丰富性。从梵的立场看，这一切的丰富性和差异性是不存在的；但从摩耶的角度看，这宇宙、这世界、这一切又都是客观的存在。瓦希斯塔给罗摩讲解的故事充分说明了这一点。

作者引用圣人瓦希斯塔的话，目的是为了更深入地告诉我们摩耶的无比力量。瓦希斯塔对摩耶力量的描述既有鲜明的文学色彩，也有深刻的哲学道理。事实上，他在《瓦希斯塔瑜伽》中对摩耶的力量之描述极其丰富，值得一再阅读、理解、体验和反思。[①]

第 28 节

इत्यादिभिरुपाख्यानैर्मायाशक्तेश्च विस्तरम् ।
वसिष्ठः कथयामास सैव शक्तिर्निरूप्यते ॥ २८ ॥

通过这些有趣的故事，圣人瓦希斯塔描述了摩耶的力量。现在，我们将更加充分地描述这一力量。

第 29 节

कार्यादाश्रयतश्चैषा भवेच्छक्तिर्विलक्षणा ।
स्फोटाङ्गारौ दृश्यमानौ शक्तिस्तत्रानुमीयते ॥ २९ ॥

这种力量既不同于它的结果，也不同于它的基质。气泡（结果）和木炭（基质）被认知为对象；但燃烧的力量是从结果（即气泡）推论出来的。

[①] 读者可以参考中文版《至上瑜伽——瓦希斯塔瑜伽》（蚁垤著，斯瓦米·维卡特萨南达 英译，王志成、灵海汉译，杭州：浙江大学出版社，2012年）。

这种力量也就是摩耶。摩耶的结果就是现象世界，但现象世界并不同于摩耶，即名色不是摩耶。同时，摩耶也不同于它的基质，即摩耶不是梵。摩耶不可见，只能从它的结果中推论得知它的存在。也就是说，我们无法直接知道摩耶本身，而是通过摩耶发生的实际结果而推知摩耶的存在。例如，我们看到的气泡就是一个结果，而木炭是导致这个结果的基质。我们通过这个结果（气泡），就可以推论出有一种燃烧的力量（摩耶）存在，即如果木炭没有燃烧，气泡就不会出现。气泡出来了，我们就可以推知木炭（梵）里蕴藏着燃烧的力量（摩耶）。

第 30 节

पृथुबुध्नोदराकारो घटः कार्योऽत्र मृत्तिका।
शब्दादिभिः पञ्चगुणैर्युक्ता शक्तिस्त्वतद्विधा॥ ३० ॥

具有厚、圆等特性的陶罐，是某种作用于具有声、触、色、味、香等五种特性的黏土的力量的产物。但这一力量既不同于陶罐，也不同于黏土。

各种形状厚薄不一的各种陶罐，都是某种力量作用于具有声、触、色、味、香特性之黏土的效果或产物。不过，这种力量既不同于陶罐（结果），也不同于黏土（质料因）。

第 31 节

न पृथ्वादिर्न शब्दादिः शक्तावस्तु यथा तथा ।
अत एव ह्यचिन्त्यैषा न निर्वचनमर्हति ॥ ३१ ॥

在（创造陶罐的）力量里，既没有形式，也没有属
性；而它保持着原来的样子（甚至当它产生结果时，它
也没有经历任何变化）。因此可以说，它超越了思想和
语言。

那种作用于具有声、触、色、味、香五个特性的黏
土从而创造出陶罐的力量，既没有任何形式，也没有任
何属性，还不会经历任何变化，因此，我们的思想无法
想象它，我们的语言无法描述它。

第 32 节

कार्योत्पत्तेः पुरा शक्तिर्निगूढा मृद्यवस्थिता ।
कुलालादिसहायेन विकाराकारतां व्रजेत् ॥ ३२ ॥

陶罐被制造出来之前，（产生陶罐的）力量就潜藏
在黏土里。在陶匠和其他手段的帮助下，黏土转化成
陶罐。

在陶罐被创造出来之前，那种作用于具有声、触、色、味、香等五个特性的黏土的力量一直潜藏在黏土中，所以在如陶匠等外在手段的帮助下，它才会转化成陶罐。

第33节

पृथुत्वादिविकारान्तं स्पर्शादिं चापि मृत्तिकाम् ।

एकीकृत्य घटं प्राहुर्विचारविकला जनाः ॥ ३३ ॥

心意不成熟的人把结果的特性混淆成原因的特性，因此把黏土说成是陶罐。

心意不成熟的人不知道其中的道理，他们认为圆、扁、薄、厚等等陶罐（结果）所具有的特性就是黏土（原因）所具有的特性，并且说黏土就是陶罐。

第34节

कुलालव्यापृतेः पूर्वो यावानंशः स नो घटः ।

पश्चात्तु पृथुबुध्नादिमत्त्वे युक्ता हि कुम्भता ॥ ३४ ॥

在陶匠生产出陶罐之前，黏土不可能被称为陶罐。但是，当黏土获得了诸如厚度、空间等特性时，称它为陶罐就是适当的。

陶罐自有其特性，否则就不能称之为陶罐。而黏土，在陶匠做成陶罐之前，是不可以被称为陶罐的。·

第35节

स घटो न मृदो भिन्नो वियोगे सत्यनीक्षणात् ।
नाप्यभिन्नः पुरा पिण्डदशायामनवेक्षणात् ॥ ३५ ॥

陶罐并非不同于黏土，因为离开黏土它就不存在；但陶罐又不同于黏土，因为未经压模烧铸的黏土，不可感知为陶罐。

当然，没有黏土就没有陶罐——黏土是陶罐的质料因，在这个意义上，我们说陶罐并非不同于黏土。但是，陶罐又不能等同于黏土，只要黏土还没有经过压模、烧铸等等工序，它就仍是黏土而不是陶罐。

第36节

अतोऽनिर्वचनीयोऽयं शक्तिवत्तेन शक्तिजः ।
अव्यक्तव्ये शक्तिरुक्ता व्यक्तत्ये घटनामभृत् ॥ ३६ ॥

因此，陶罐（力量的产物）只能被称为是难以形容之物，就像生产它的力量一样。所以，力量的产物，在其不可感知的时候可以简单地称为力量，在可以感知时就叫陶罐。

从黏土到烧铸成一个陶罐，其中的力量看不见、摸不着，难以形容。在我们还感知不到陶罐的时候，我们可以简单地说存在着某种力量；当陶罐生产出来之后，我们可以感知到陶罐时，我们就说某种力量的产物是陶罐。

第 37 节

ऐन्द्रजालिकनिष्ठापि माया न व्यज्यते पुरा ।

पश्चाद्गन्धर्वसेनादिरूपेण व्यक्तिमाप्नुयात् ॥ ३७ ॥

魔术师的力量最初是不太明显的。只有当他将这种力量发挥出来，使之显现为一群歌仙等时，这种力量就十分明显了。

和陶罐一样，当魔术师还没有表演出他的魔术时，我们说魔术师有魔力。当魔术师表演魔术的初期，其魔术的力量何在还看不太清楚，但一当他在魔术中把一群歌仙变化出来，我们看见了一群歌仙的从无到有，我们也就明显"感受"到了这个魔术师的魔幻力量。

第38节

एवं मायामयत्वेन विकारस्यानृतात्मताम् ।
विकाराधारमृद्वस्तुसत्यत्वं चाब्रवीच्छुतिः ॥ ३८ ॥

因此，在经典中，由于力量的产物是虚幻的，因而它被认为是不真的，而只有力量内在于其中的实体（例如陶罐内在于黏土中），才能被断定为实在。

阿鲁尼教导过他的儿子希瓦克塔图一个大学问，这个大学问就是，要明白万物的根本是什么。父亲教导儿子说，这个根本当然是存在（梵）。他用好几个比喻告诉他的儿子："亲爱的儿子，正如依靠一团黏土，可以知道所有的泥制品（陶罐、雕像，等等）。变形者（陶罐、雕像，等等）只是所说的名字，而真实者是黏土。亲爱的儿子，正如依靠一颗铜珠，可以知道所有的铜制品。变形者只是所说的名字，真实者是铜。亲爱的儿子，正如依靠一把指甲刀，可以知道所有的铁制品。变形者只是所说的名字，真实者是铁。"（《唱赞奥义书》VI. i. 4—6）这些例子说明了同一个道理，它们都指向各自的喻体，而这些喻体则向我们暗示，世上的一切最终都指向最终的喻体——梵。

第39节

वाङ्निष्पाद्यं नाममात्रं विकारो नास्य सत्यता ।
स्पर्शादिगुणयुक्तां तु सत्या केवलमृत्तिका ॥ ३९ ॥

作为力量产物的陶罐只不过是由词构成的名字而
已；它不是真正的实体。只有拥有色、声、香、味、触
的黏土，才是真正的实体。

陶罐是一个由词构成的名字而已，并不是真正的实
体。对这一点的理解需要注意理解的角度：说陶罐不是
实体而只是由词构成的名字，是相对于陶罐的质料因即
黏土这一前提来说的。

对于我们普通人来说，陶罐是真实的存在物。但陶
罐这一存在物是有条件的，而非独立的。也就是说，现
象的存在是一种名色的存在物，而非永恒的存在。或
许，我们只能说，现象的一切存在只能称为存在者，而
非存在。存在者是存在的展示。叠置名色在存在之上就
是存在者。陶罐就是叠置在黏土上的存在者。

第40节

व्यक्ताव्यक्ते तदाधार इति त्रिष्वाद्ययोर्द्वयोः ।
पर्यायः कालभेदेन तृतीयस्त्वनुगच्छति ॥ ४० ॥

实体有三种：显现者（即力量的产物）、未显者（即力量本身）和这两者内在于其中的基质。前两者（显现者、未显者）轮流存在（因而也相互消除）；但第三者（基质）一直存在（并始终存在）于前两者之中。

我们还是用魔术师这一例子来说明这一节经文。出现的一群歌仙为显现者，魔术师的魔力是未显者（即魔力本身），魔术师的道具就是基质（魔力和魔力的产物即歌仙始终存在于其中）。

这是一个比喻。魔力就是魔术师变化魔术的力量。魔术师，就是梵；魔力就是梵的摩耶之力（包括投射和遮蔽这两种力量）；歌仙就是魔术师借助魔力变化出来的显现之物。没有变化出来的显现之物（歌仙），我们就不能察觉、感知摩耶之力（即魔术师拥有的魔力）；但是，没有魔术师的魔力（摩耶），歌仙就不会显现。

第 41 节

निस्तत्त्वं भासमानं च व्यक्तमुत्पत्तिनाशभाक् ।

तदुत्पत्तौ तस्य नाम वाचा निष्पाद्यते नृभिः ॥ ४१ ॥

尽管力量之产物是可见的，但它们没有任何真正的实体，因为它服从于创造和毁灭规律。当它显现时，人们就会赋予它一个名字。

魔术师魔力的产物——一群歌仙，这是我们可以看见的，但是歌仙显现不过是魔术，而不是真的，不具有任何真的本质——当魔力不发挥作用时，歌仙不会出现；而歌仙出现，一定是魔力发挥了作用。当魔力发挥作用显现出歌仙时，我们就把那显现的唱歌的人命名为歌仙。

吠檀多不二论所理解的真实包含着不变、恒定、同质等特点，而力量（摩耶）的产物都是有条件的、变化的、短暂的、有限的、差异的，它们都是被创造的，也都会毁灭。只是在它们显现的时候，可以给它们叠置上名色。毫无疑问，关于经验层面的真实，我们有必要对那些显现者作一番分辨，即认可它们具有真的一面，不过这个真是有前提的。在我们的经验中，摩耶的产物即力量的产物最终都是不真的，但在现象上都是真的。而这现象上的真的对象同样包含了不同的层次。我们不能把梦之物、幻想之物、影子、生活中的对象、宇宙自然等全部混在一个层面上来理解。

第 42—43 节

व्यक्ते नष्टेऽपि नामैतन्नृवक्त्रेष्वनुवर्तते ।
तेन नाम्ना निरूप्यत्वाद्व्यक्तं तद्रूपमुच्यते ॥ ४२ ॥

निस्तत्त्वत्वाद्विनाशित्वाद्वाचारम्भणनामतः ।
व्यक्तस्य न तु तद्रूपं सत्यं किञ्चिन्मृदादिवत् ॥ ४३ ॥

当产物消失之时，其名字继续为人们所用。既然它们只是为名字所指称，所以有人说它们是唯名的存在。（像陶罐一类的力量之）产物并不像黏土一样真实，因为它没有实体、容易损坏，仅仅是基于词的一个名字。

即便陶罐碎了，可是"陶罐"这一名字还会继续为人们使用。

第 44 节

व्यक्तकाले ततः पूर्वमूर्ध्वमप्येकरूपभाक् ।
सतत्त्वमविनाशं च सत्यं मृद्वस्तु कथ्यते ॥ ४४ ॥

本体性黏土被认为是真正的实体，因为就其本性来讲，在陶罐被造出之前、在陶罐被毁灭之后甚至在陶罐显现之时，黏土始终是不变的、实体性的、不可摧毁的。

陶罐、黏土和陶匠，陶罐可以由陶匠制造，陶罐会碎、会漏、会坏、会被人们丢弃。而制造陶罐的黏土始终还是黏土，陶罐碎了，又还原成黏土。现象的世界就如陶罐，梵在世界之前是梵，在世界之后还是梵，世界在梵中，世界起于梵，世界也归于梵。

第 45 节

व्यक्तं घटो विकारश्चेत्येतैर्नामभिरीरितः ।
अर्थश्चेदनृतः कस्मान्न मृद्बोधे निवर्तते ॥ ४५ ॥

（疑问）：如果用显现者、陶罐和变形这三个术语所指称的那个事物不是真的，那么，在关于这个事物的基质（即黏土）之知识出现时，为什么它没有被毁掉？

绳子和蛇，人们会把卷曲的绳子看作是蛇。但当他知道那不是蛇而是卷曲的绳子时，他心中蛇的观念就被打破了。弟子疑问了：当我们知道绳子的知识时，但为什么我们没有摧毁那条"绳蛇"？即当我们知道关于黏土的知识时，为什么陶罐没有消失？

第 46 节

निवृत्त एव यस्मात्ते तत्सत्यत्वमतिर्गता ।
ईदृङ्निवृत्तिरेवात्र बोधजा नत्वभासनम् ॥ ४६ ॥

（回答）：依靠基质的知识，陶罐被摧毁了——因为你有关陶罐之实在的观念消除了。这就是通过知识摧毁了陶罐的意思；但这并不意味着陶罐就不再显现。

导师说，当我们知道了黏土的知识时，我们就知道陶罐不是真正的实在，"陶罐"是真的实体这一观念就被摧毁了，这就是通过知识摧毁了陶罐的意思。但并不是说陶罐就没有了、不再被制造出来了，因为摧毁的是"陶罐为真"这一观念。

斯瓦米·斯瓦哈南达说，我们需要区分两种叠置：把绳子看作蛇是一种；在水中见人影是另一种。在前面的叠置中不带有限制条件，在后面的叠置中则带有限制条件。如果不带限制条件，那么当人知道是绳子而非蛇的时候，这时蛇是实在之观念就消失，并在人的视野里不见了；如果带有限制条件，那么当人知道是影子不是人的时候，那影子作为人这一实在的观念就消除了，然而，人却可以通过影子而知道岸上站着人，那人并不会消失。类似地，知道了黏土的知识，有关陶罐的实在之观念可以被打破，但陶罐并不会消失，它还会显现，因为这是具有限制条件的叠置。

第 47 节

पुमानधोमुखो नीरे भातोऽप्यस्ति न वस्तुतः।

तटस्थमर्त्यवत्तस्मिन्नैवास्था कस्यचित्क्वचित् ॥ ४७ ॥

尽管一个人映现在水中时他的头是向下的，但实际上并非如此。对此，站在岸边的真实的人都不会搞错。

第 48 节

ईदृग्बोधे पुमर्थत्वं मतमद्वैतवादिनाम्

मृद्रूपस्यापरित्यागाद्द्विवर्तत्वं घटे स्थितम् ॥ ४८ ॥

根据非二元论者的学说，这样的知识（即关于叠置之物即世界非真的知识）带来人生解脱——这是人的至上目标。既然我们并不拒绝基质之黏土，因此我们就会接受存在于其中的陶罐之表象。

既然我们知道了世界非真这一知识，那么我们又怎么可能执着于不真的世界？如此，我们就不再纠缠于世界的表象，不再执着于世界中的各种色名对象。不执着于对象，就不会有痛苦，就会获得解脱——这就是我们的至上目标。

　　吠檀多不二论向我们阐明了叠置之非真的知识，这一知识具有特别的意义，因为这一知识引导我们走向觉醒、获得自由。这样的知识让我们从无边无际的名色中抽离出来，而臻达人生至上的目标。

第49节

परिणामे पूर्वरूपं त्यजेत्तत्क्षीररूपवत् ।

मृत्सुवर्णे निवर्तेते घटकुण्डलयोर्नहि ॥ ४९ ॥

　　在基质的实际变形中，（例如）当牛奶变成凝乳时，其先前的形式即牛奶消失了。但是，在黏土变成陶罐、或金子变成耳环的变形中，基质并未改变。

第50节

घटे नष्टे न मृद्भावः कपालानामवेक्षणात् ।

मैवं चूर्णेऽस्ति मृद्रूपं स्वर्णरूपं त्वतिस्फुटम् ॥ ५० ॥

　　（疑问）：当陶罐破成碎片时，它们不再像原初的黏土，因为我们只看见碎片。

　　（回答）：不是这样的。因为当它们变成粉状时，就会一样了。金耳环中的金子持续不变则是非常清楚的。

第 51 节

क्षीरादौ परिणामोऽस्तु पुनस्तद्भाववर्जनात् ।

एतावता मृदादीनां दृष्टान्तत्वं न हीयते ॥ ५१ ॥

当牛奶转化成凝乳时，会发生实体的实际变化。牛
奶不再以原有的样子存在，凝乳也不能还原为牛奶。有
鉴于此，黏土—陶罐，或金子—金耳环（第一质料因维
瓦塔）的例子就依然成立。

在牛奶转化成凝乳的例子中，液体的牛奶是第二种
质料因帕瑞纳玛，是不被认可的。显然，作者要讨论的
是第一种质料因维瓦塔。

第 52 节

आरम्भवादिनः कार्ये मृदो द्वैगुण्यमापतेत् ।

रूपस्पर्शादयः प्रोक्ताः कार्यकारणयोः पृथक् ॥ ५२ ॥

根据因果不同论者（胜论派者），黏土应该有两组
特性，即原因特性和结果特性。因为他们认为，结果特
性不同于原因特性。然而，情况并非如此。

因果不同论者（胜论派者）认为，原因与结果不同。按照此论点，则黏土就应该有两组特性，一是原因特性，一是结果特性，且两组特性也不相同。但情况并非如此。

第53节

मृत्सुवर्णमयश्चेति दृष्टान्तत्रयमारूणिः ।
प्राहातो वासयेत्कार्यानृतत्वं सर्ववस्तुषु ॥ ५३ ॥

圣人阿儒尼提到三个例子：黏土、金子和铁（只是表明所有的结果只不过是现象）。因此，应该把注意力集中在所有结果的非真上。

阿儒尼（Aruni）所说的黏土、金子和铁的例子详见《唱赞奥义书》（VI. 1. 4）。

通过黏土、金子和铁的例子，阿儒尼告诉他的儿子，知道黏土就知道了一切黏土制品，一切黏土制品的差异只是它们的名称的差异，本质唯有黏土而已。金子和金制品、铁和铁制品也是如此。不同的差异的名称都不过是表象，都是非真的。圣人阿儒尼教导我们要把注意力集中在知晓这些表象非真这一真理上，而不要集中在差异的名称上。

第 54 节

कारणज्ञानतः कार्यविज्ञानं चापि सोऽवदत् ।
सत्यज्ञानेऽनृतज्ञानं कथमत्रोपपद्यते ॥ ५४ ॥

阿儒尼认为，原因的知识蕴含着其所有结果的知识。但是，不真之结果的知识如何从其真实之原因的知识中产生呢？

阿儒尼认为，原因的知识蕴涵了其所有结果的知识，也就是知道的原因的知识，也就知道了一切结果的知识。这里，维迪安拉涅提出了一个问题：不真之结果的知识如何从其真实之原因的知识中产生呢？

第 55 节

समृत्कस्य विकारस्य कार्यता लोकदृष्टितः ।
वास्तवोऽत्र मृदंशोऽस्य बोधः कारणबोधतः ॥ ५५ ॥

根据通常的看法，一个结果，如陶罐，是它的质料因即黏土的一种变形；陶罐的黏土部分是真正的实体。因此，一旦知道了陶罐的原因，那么我们也就知道了陶罐那真实的实体部分。

大众的看法是，陶罐是它的质料因黏土的变形，既然是黏土的变形，那么知道了黏土的知识，也就知道了陶罐的知识。

第 56 节

अनृतांशो न बोद्धव्यस्तद्बोधानुपयोगतः ।
तत्त्वज्ञानं पुमर्थं स्यान्नानृतांशावबोधनम् ॥ ५६ ॥

我们无须知道关于结果的不真部分的知识，因为这种知识不能服务于有用的目的。关于真正的实体的知识对我们是必不可少的，而关于不真部分的知识则是无用的。

维迪安拉涅认为，我们不必要知道那些不真的部分，因为那些关于那不真的知识无助于我们认识真实的目的——我们的目的是为了认识这世界的本源即真的部分、认识自我的真的部分。相对于我们的目的，那些不真的知识又有何用呢？

第 57—58 节

तर्हि कारणविज्ञानात्कर्यज्ञामितीरिते ।
मृद्बोधान्मृत्तिका बुद्धेत्युक्तं स्यात्कोऽत्र विस्मयः ॥ ५७ ॥

सत्यं कार्येषु वस्त्वंशः कारणात्मेति जानतः ।

विस्मयो मास्तिवहाज़स्य विस्मयः केन वार्यते ॥ ५८ ॥

（疑问）：通过原因的知识，就可以获得其结果的知识——这一陈述等于是说，通过黏土的知识，你就获得黏土的知识。这有什么好惊讶的呢？

（回答）：结果（陶罐）中的真正实体就等同于它的原因。对智者，这没有什么好惊讶的。但是，谁能阻止愚者对此感到惊讶呢？

第 59 节

आरम्भी परिणामी च लौकिकश्चैककारणे ।

ज्ञाते सर्वमति श्रुत्वा प्राप्नुवन्त्येव विस्मयम् ॥ ५९ ॥

原因的知识可以提供其所有结果的知识，因果不同论者、转变论者和普通人可能会对此感到困惑。

知道了金子的知识，就知道了所有金器的知识。对于智者，这没有什么好惊讶的。但是，诸如因果不同论者、转变论者和普通人他们可能不会同意。例如，因果不同论者就认为金子和金器是两种不同的物质。

第 60－61 节

अद्वैतेऽभिमुखीकर्तुमेवात्रैकस्य बोधतः ।
सर्वबोधः श्रुतौ नैव नानात्वस्य विवक्षया ॥ ६० ॥
एकमृत्पिण्डविज्ञानात्सर्वमृण्मयधीर्यथा ।
तथैकब्रह्मबोधेन जगद्बुद्धिर्विभाव्यताम् ॥ ६१ ॥

为了指导学生注意非二元的真理，《唱赞奥义书》教导说，通过关于独一原因的知识，就可知道其所有结果的知识。它没有谈论结果的多样性。就如通过认识一块黏土，人们就可以知道由黏土制成的所有对象，因此，通过认识独一的梵，人们就可以认识整个现象界（的真元素）。

就如阿儒尼所教导的，要把注意力集中在非二元的真理上，而不要集中在非真的部分上，因为非真的无益于我们获得自我知识的目的。认识了独一的梵，就认识了全部的现象——因为梵是全部现象的独一原因。

第 62 节

सचित्सुखात्मकं ब्रह्म नामरूपात्मकं जगत् ।
तापनीये श्रुतं ब्रह्म सच्चिदानन्दलक्षणम् ॥ ६२ ॥

梵的本性是存在、意识和喜乐，而世界的本性是名和色。在《尼理心诃奥义书》中，存在、意识和喜乐被说成是梵的"标志"。

出处见《尼里心诃奥义书》（7）。这里我们需要回答这样一个问题：人们说，梵超越时间、空间和因果，深不可测。我们对梵不能用肯定的语言表述，只能用否定的语言去描述梵。然而，这里为什么肯定地说梵的本性是存在、意识和喜乐呢？

确实，对于梵，我们不纯的心意难以全部明白。但古代的圣人们，他们认识到梵的本性是存在、意识和喜乐——这一认识的基础是经验，而非理论或逻辑的推论或论证。圣人们通过他们的苦行、通过他们的智慧，他们经验到梵，并为我们描述梵是存在、意识和喜乐。

对于印度传统来说，尤其是对于吠檀多不二论者等来说，知识是经验的、是亲证的。没有亲证，没有经验，就不能说你"获得"了那知识或"知道"了那真理。"获得"、"知道"是以亲证为前提的。如果我们心意不纯，如果我们没有亲证，我们就只能在"理论上"谈谈梵是存在、意识和喜乐。

梵是一切存在的根基，这个根基超越时间和空间，也超越因果关系。这梵是意识，但不是某个物或对象的意识，而就是意识本身。这梵也是喜乐，但不是具体事物的经验之乐，而就是喜乐本身。对梵来说，出于它的一切存在物都是叠置了名色的存在，对某物或对象的一切意识都是叠置了意识对象的意识，一切快乐或喜乐的体验也都是叠置了对某人或某物或某事件的喜乐。如果消除了所有的叠置，我们也就得到了净化，就经验到梵本身，就经验到存在、意识和喜乐。然而，我们众人难以摆脱叠置，无法达到真正的心意纯粹，我们就如小孩子听了太多次三个王子的故事，就认为真有三个王子快乐地生活着。

第 63 节

सद्रूपमारुणिः प्राह प्रज्ञानं ब्रह्म बह्वृचः ।

सनत्कुमार आनन्दमेवमन्यत्र गम्यताम् ॥ ६३ ॥

阿儒尼描述过梵具有存在的性质，《梨俱吠陀》的巴法卡斯（Bahvrcas）描述过梵具有意识的性质，萨那库马勒（Sanatkumara）描述过梵具有喜乐的性质。其他《奥义书》也持有同样的观点。

众多经文如是说。但如何真正经验到梵是存在、意识和喜乐则是真正的探索过程。千万人中一人真正觉悟自我、明白梵，也是稀罕之事。但我们能走向探究自我、觉悟自我的道路就已经非常难能可贵了。当今的社会，有几人真的愿意探究自我、认识真理呢？古代圣人们给我们留下这么许多宝贵的精神财富，是我们走向觉醒、明白自我的指路明灯。当我们想到他们的慈悲，我们内心震撼，感恩之情无以言表。

第 64 节

विचित्य सर्वरूपाणि कृत्वा नामानि तिष्ठति।
अहं व्याकरवाणीमे नामरूपे इति श्रुतिः ॥ ६४ ॥

创造名和色之后，梵依然保持着他的本性，依然永远不变，《普鲁沙·苏塔》（**Purusa Sukta**）如是说。另一天启经则说，作为自我的梵展示了名和色。

本节经文出于《梨俱吠陀》（10.90）和《唱赞奥义书》（VI. iii. 2）。名（nama）就是名称，色（rupa）就是形态（form）。梵超越名色，就无所谓名，也无所谓色，而出自梵的现象世界，就是名色。所以，吠檀多不二论者说，世界是加了名色的梵，梵是消除了名色的世界。

第 65 节

अव्याकृतं पुरासृष्टेरूर्ध्वं व्याक्रीयते द्विधा।
अचिन्त्यशक्तिर्मायैषा ब्रह्मण्यव्याकृताभिधा ॥ ६५ ॥

　　另一天启经说，在创造之前，宇宙未显现；在创造
之后，宇宙显现为名和色。在这里，摩耶，这一难以言
表的梵的力量，被称为"未显者"。

　　此节经文见于《大林间奥义书》（I. iv. 7）。

　　摩耶是梵的力量，它本身不可见，需要通过它发挥
作用所带来的结果才能知道它的存在。这宇宙是摩耶作
用的结果。宇宙抽掉了摩耶便是梵。一切的一切，只要
没有摩耶的叠置，就是梵。世界不过是梵。只是因为梵
的力量即摩耶制造了种种名色。看不明白梵，我们就会
迷惑在名色之中。经典告诉我们，这摩耶难以言表，被
称为"未显者"。

第 66 节

अविक्रियब्रह्मनिष्ठा विकारं यात्यनेकधा ।
मायां तु प्रकृतिं विद्यान्मायिनं तु महेश्वरम् ॥ ६६ ॥

　　这个寓于不变之梵中的未显者摩耶，随后会经历无
数的变形。"要知道，摩耶是原质（宇宙的质料因），至
上之主是摩耶的主宰（基质）。"

　　"要知道，摩耶是原质（宇宙的质料因），至上之主
是摩耶的主宰（基质）。"这一节经文来自《白净识者奥

义书》（I.4.7）。摩耶是梵的力量，是梵中的未显者。
梵没有起点，因为梵超越时间。摩耶没有起点，因为梵
中之摩耶也超越时间。吠檀多不二论往往在本体论意义
上使用"摩耶"一词，而在认识论意义上则使用"无
明"（无知）一词。而在数论哲学中，"原质"一词或许
可以对应于吠檀多不二论中的摩耶。至上之主，即自在
天（有德之梵），是摩耶的控制者。在数论哲学中，与
原质对应的词是普鲁沙（原人），但这普鲁沙并不是原
质的控制者，普鲁沙和原质是两个完全不同的实体。

第 67 节

आद्यो विकार आकाश: सोऽस्ति भात्यपि च प्रिय: ।
अवकाशस्तस्य रूपं तन्मिथ्या न तु तत्त्रयम् ॥ ६७ ॥

　　摩耶的第一个变形是阿卡萨（Akasa，空）。它存
在，它显现，它对一切都很重要。阿卡萨的特殊形式是
不真的空间（space，空间），但它（源出于它的原因即
梵）的其他三个属性却并非不真。

　　摩耶的第一个变形就是空——阿卡萨，阿卡萨的特
殊形式就是空间，这空间是不真的。

第 68 节

न व्यक्तेः पूर्वमस्त्येव न पश्चाच्चापि नाशतः ।

आदावन्ते च यन्नास्ति वर्तमानेऽपि तत्तथा ॥ ६८ ॥

　　在显现之前，空间属性并不存在；在毁灭之后，它也不再存在。那创造之前和消解之后不再存在的，即便是现在（即创造期间）也不存在。

　　非真的从本质上说永远不存在。

第 69 节

अव्यक्तादीनि भूतानि व्यक्तमध्यानि भारत ।

अव्यक्तनिधनान्येवेत्याह कृष्णोऽर्जुनं प्रति ॥ ६९ ॥

　　室利·克里希那对阿周那说："巴拉达的后裔啊，众生在出生之前不显现，在死去之后不显现，只在生死之间才显现。"

　　参见《薄伽梵歌》（2：28）。

第 70 节

मृद्वृत्ते सच्चिदानन्दा अनुगच्छन्ति सर्वदा ।
निराकाशे सदादीनामनुभूतिर्निजात्मनि ॥ ७० ॥

　　正如黏土在时间所有三个分支形态（之前、之中、
之后）都存在（于如陶罐等其变形中），同样，存在、
意识和喜乐永远遍及阿卡萨（空）。当空间（space）的
观念从阿卡萨中被否定时，那剩下的就是个人自身无限
的自我存在、意识和喜乐。

　　我们在深眠中的经验表明了空间不是存在、意识和
喜乐的必要因素。

第 71－72 节

अवकाशे विस्मृतेऽथ तत्र किं भाति ते वद ।
शून्यमेवेति चेदस्तु नाम तादृग्विभाति हि ॥ ७१ ॥

तादृक्त्वादेव तत्सत्त्वमौदासीन्येन तत्सुखम् ।
आनुकूल्यप्रातिकूल्यहीनं यत्तन्निजं सुखम् ॥ ७२ ॥

　　一旦空间的观念从阿卡萨中被否定了，还有什么剩
留下来呢？如果你说"无物留下"，那么我们会接受它

并且会说，"无物"一词所表达的内容已被揭示。正因为如此，我们必须把存在归属于剩留下来的实体。它不会引发悲伤，故它是喜乐，因为既无愉快也无不快，就是自我的喜乐。

"无物留下"告诉我们，一切表象都消失了、消融了，剩下的唯有梵。因为只有梵，所以梵是存在。因为没有痛苦，所以梵是喜乐。

第73节

आनुकूल्ये हर्षधीः स्यात्प्रातिकूल्ये तु दुःखधीः ।
द्वयाभावे निजानन्दो निजंदुःखं न तु क्वचित् ॥ ७३ ॥

人们从喜爱的对象中获得快乐，从不快的对象中遭遇痛苦；但是在自然的状态下，就既没有快乐，也没有痛苦，只有自我的自然喜乐。在那种状态下，绝不存在任何痛苦的经验。

快乐和痛苦是对立的经验，它发生在二元之中。人们追求快乐，但快乐总是伴随着痛苦。快乐经验越多，往往对痛苦的体验也越深。然而，在非二元的经验中，既没有快乐也没有痛苦，唯有自我的自然喜乐。

有人问，经验了非二元的喜乐，是否就不再经验二元的快乐和痛苦？不是的。我们说，非二元的成就者就如众人一样，仍经验二元的快乐和痛苦，区别只是这些二元中的快乐和痛苦不会再束缚他、限制他。痛苦和快乐属于心意中的，同样，束缚和解脱也发生在心意中。阿斯达瓦格拉曾说："心意执于任何感觉经验就是束缚。心意不执于任何感觉经验就是解脱。"（《阿斯达瓦格拉本集》8：3）

第74节

निजानन्दे स्थिते हर्षशोकयोर्व्यत्यय: क्षणात् ।

मनस: क्षणिकत्वेन तयोर्मानसतेष्यताम् ॥ ७४ ॥

自我的自然喜乐是始终如一的和稳定的，但是心意因其易变的性质，一会儿就从快乐变成痛苦。因此，快乐和痛苦这两者都被看作是心意的创造物。

自我的喜乐，非二元的喜乐，梵乐，这些都是同义词，这样的喜乐前后一致并稳定不变。然而，我们经验的喜乐往往不稳定、不一致。这是因为，我们经验的都是心意中的。而心意变幻无常，现在还高兴着，下一刻就可能痛苦悲伤起来。

心意是个非常复杂的世界。根据吠檀多不二论的说法，摩耶首先造出了阿卡萨（空），然后造出了其他四

个基本元素。这五大元素均由三德构成，它们的萨埵
（善良）部分混合而成为菩提（智性）与末那（心意）。
人们所谈论的束缚和解脱都发生在这心意中。束缚，只
是心意的束缚；解脱，也是心意的解脱。其他一切对象
不存在束缚和解脱的问题。当我们说要拯救什么的时
候，这也只发生在心意中。没有心意中的问题，就没有
任何问题。瑜伽所要达成的成就，就是控制心意的波
动，如果心意的波动得到了控制，我们也就控制了烦恼
和痛苦。所以，瑜伽修习，本质上是心意的修习。

第 75 节

आकाशेऽप्येवमानन्दः सत्ताभाने तु सम्मते ।
वाय्वादि देहपर्यन्तं वस्तुष्वेवं विभाव्यताम् ॥ ७५ ॥

因此，在阿卡萨中，我们也接受喜乐，也就是说，
从根本上说它（阿卡萨）是存在、意识和喜乐。类似
地，我们可以确定，从空到身体之一切对象的基本性
质，实质上都是同一不二的。

第 76—77 节

गतिस्पर्शौ वायुरूपं वह्नेर्दाहप्रकाशने ।
जलस्य द्रवता भूमेः काठिन्यं चेति निर्णयः ॥ ७६ ॥

असाधारण आकार ओषध्यन्नवपुष्यपि ।

एवं विभाव्यं मनसा तत्तद्रूपं यथोचितम् ॥ ७७ ॥

风的特性被确定为动和触，火的特性是热和光，水的特性是流，地的特性是固。类似地，植物、食物、身体和其他对象的特性，都可以由心意设想出来。

作者告诉我们，所有对象的特性都是心意想象的产物。

第 78 节

अनेकधा विभिन्नेषु नामरूपेषु चैकधा ।

तिष्ठन्ति सच्चिदानन्दा विसंवादो न कस्यचित् ॥ ७८ ॥

在众多的对象中，其区别在于名和色，其共同元素是存在、意识和喜乐。对此无人能够反驳。

世界上多种多样的对象，其差异只在名色，而它们全都出自梵，所以它们的共同元素就是梵，就是存在、意识和喜乐。世界就如海上的波浪和泡沫，起起伏伏，不断变化。然而，起伏不断的波浪和泡沫背后则是"一味"——海水。类似地，这世界万象的背后是同质的梵，也就是存在、意识和喜乐。

第 79 节

निस्तत्त्वे नामरूपे द्वे जन्मनाशयुते च ते ।

बुद्ध्या ब्रह्माणि वीक्षस्व समुद्रे बुद्बुदादिवत् ॥ ७९ ॥

名和色都绝不是什么真实的存在，因为它们受制于
创造和毁灭。所以要知道，它们是由智力叠置在梵上
的，就如海面上的波浪和泡沫。

名色受制于生灭规律，所以经典认为，它们不是真
实的存在。这些名色都是智性在梵上的叠置。

第 80 节

सच्चिदानन्दरूपेऽस्मिन्पूर्णे ब्रह्माणि वीक्षिते ।

स्वयमेवावजानाति नामरूपे शनैः शनैः ॥ ८० ॥

有了关于梵即永恒的存在、意识和喜乐的直接知
识，我们逐渐地不再理会名和色。

从认识梵的特性到一个人在生存论上不再理会名和
色，这是一个艰辛的修习过程。每个人要达到超越名
色，就需要持续的自我努力。从实践的角度看，知识论
上的理解非常重要，但除此之外，还需要不断训练自

己，反思、冥想和行动都必不可少，因为唯有亲证才能真正认识梵。从本质上说，一个人要达成这一目标，也就是觉悟到唯一的实在是梵，并意识到梵的存在、意识和喜乐，超越名色，达到真正不执于名色之境界，需要通过瑜伽的力量。一个人想要自由或获得解脱的意愿则更重要。没有意愿，一切则无从谈起。

一个人不理会名色，是一种境界。这一境界不是说出来的，而是活出来的。

第 81 节

यावद्यावदवज्ञा स्यात्तावत्तावत्तदीक्षणम् ।
यावद्यावद्वीक्ष्यते तत्तावत्तावदुभे त्यजेत् ॥ ८१ ॥

越是否定二元性，对梵的认识就越明晰。因为认识正确了，名和色本身就会逐渐被无视了。

明白梵的根本在于超越二元性。所以，在智性上否定二元性就显得十分重要。多大程度上否定二元性，也就会在多大程度上超越名色。

第82节

तदभ्यासेन विद्यायां सुस्थितायामयं पुमान् ।
जीवन्नेव भवेन्मुक्तो वपुरस्तु यथा तथा ॥ ८२ ॥

当一个人通过持续的冥想实践而安住在梵的知识中时，即便他还活着也获得了解脱。于是，肉身的命运就无关紧要了。

如何使得我们的认识明晰？本经作者告诉我们，要"通过持续的冥想实践"。借此，就可以净化我们的智性，认识梵，并安住在梵知中。这样的人，肉身的命运就不再重要或无关紧要了

各类经典都论述过冥想实践。帕坦伽利《瑜伽经》中的冥想，是为了达到最高的三摩地，也就是要达到普鲁沙和原质的彻底分离，进入独存之境。《哈达瑜伽之光》中的冥想，也是要达到三摩地，达到梵我一如。吠檀多不二论者的分辨冥想，也是要达到梵我一如。无论是帕坦伽利的瑜伽冥想，还是哈达瑜伽的冥想，还是智慧的分辨冥想，其所要达到的，都是明晰的认知梵，从而与梵合一。一旦达到了这样的境界，肉体的命运如何无关紧要了。

第83节

तच्चिन्तनं तत्कथनमन्योन्यं तत्प्रबोधनम् ।

एतदेकपरत्वं च ब्रह्माभ्यासं विदुर्बुधाः ॥ ८३ ॥

思考他、谈论他、让他人理解他——这就是智者所
谓的"觉知梵的实践"。

冥想梵，就是思考梵，谈论梵，理解梵并使他人也
理解梵，这就是智者所说的"觉知梵的实践"。

第84节

वासनानेककालीना दीर्घकालं निरन्तरम् ।

सादरं चाभ्यस्यमाने सर्वथैव निवर्तते ॥ ८४ ॥

如果长时间不断地和认真地进行这一知识的训练，
那么心意中关于世界的长期印象就会减弱。

知觉梵的练习，在不同瑜伽的实践中，还是有所差
异。简单地说，哈达瑜伽更重视"身体"的维度；胜王
瑜伽和行动瑜伽更重视心意的维度；昆达里尼瑜伽更重
视能量的维度；虔信瑜伽更重视信和爱的维度；智慧瑜
伽或吠檀多的实践显然更重视"智"的维度，更重视

"意识"的维度。在觉知梵的实践中，如果要走智慧瑜伽的分辨之路，显然要重视对梵的思考和理解，而为了让他人理解就需要提出各种解释的理论和方法。毫无疑问，觉悟梵的实践更重视发挥我们的智慧之力。正是通过不断的训练，我们心意中的很多印象或习性就会逐渐改变。这会让我们的心意透明和单纯。

第 85 节

मृच्छक्तिवद्ब्रह्मशक्तिरनेकाननृतान्सृजेत् ।

यद्वा जीवगता निद्रा स्वप्नश्चात्र निदर्शनम् ॥ ८५ ॥

正如内在于黏土的力量使陶罐得以生成，内在于梵的摩耶之力创造出很多不真的事物。众生的睡眠态和梦态都可以说明这一点。

这里的众生指受限制的个体灵魂（jiva）。我们都有这样的经验或体验，我们躺在床上，哪里也没有去，当我们睡着的时候，我们可能梦到自己去了遥远的地方，做了惊天动地的大事，看到了无比神奇的事物。梦中无比丰富复杂的世界不占空间和时间，但这一切都是非真的，都是梵的摩耶之力的产物，就如魔术师的魔力变出的一群歌仙。

第 86 节

निद्राशक्तिर्यथा जीवे दुर्घटस्वप्नकारिणी।
ब्रह्माण्येषा स्थिता माया सृष्टिस्थित्यन्तकारिणी ॥ ८६ ॥

正如在睡眠状态下内在于灵魂的力量产生出不可能的
梦，同样，内在于梵的摩耶之力投射、维持和摧毁宇宙。

正如人在梦中会创造无数虚幻的世界，梵凭借其摩
耶之力可以创造无数个宇宙。这样说，只是类比。对于
梵，或许我们根本不能用语言去表述，也难以明白它究
竟如何创造了这茫茫的宇宙。我们不能过于字面地去理
解吠檀多不二论关于宇宙创造的具体说法。我们需要明
白，吠檀多不二论不是科学本身，而是一种哲学，我们
应把重点限制在它的哲学目标上，而非"科学目标"
上。如果把目光放在吠檀多不二论的"科学性"上，那
么我们就可能会犯一些低级错误，而错过对人生目标的
一种可能的理解，错过过一种可能的生活。

第 87 节

स्वप्ने वियद्दूतिं पश्येत्स्वमूर्धच्छेदनं यथा।
मुहूर्ते वत्सरौघं च मृतंपुत्रादिकं पुनः ॥ ८७ ॥

在梦中，一个人可能看到他自己飞行在空中或身首异处。顷刻之间，他可能感觉度过了许多年。或者，他可能梦见他死去的儿子，等等。

第 88 节

इदं युक्तमिदं नेति व्यवस्था तत्र दुर्लभा ।

यथा यथेक्ष्यते यद्यत्तत्तद्युक्तं तथा तथा ॥ ८८ ॥

那时，"这是合适的（可能的），或这是不合适的（不可能的）"这样的分辨就是不可能的。无论人们在梦中感知到什么，似乎都是理所当然的。

在梦中，你不可能"理性"地对你的梦境中的事物进行分辨："这是合适的（可能的），这不合适（不可能）"。因为那时，你在造梦，你在梦中造梦中之梦。那时，你就是梦本身。无论你梦到什么、梦中感知到什么，都是合理的，全无不当之处。

第 89 节

ईदृशो महिमा दृष्टो निद्राशक्तेर्यदा तदा ।

मायाशक्तेरचिन्त्योऽयं महिमेति किमद्भुतम् ॥ ८९ ॥

如果这是睡眠和梦之力量的荣耀，那么，对于不可想象的摩耶之力量的荣耀有什么好惊诧的呢？

人们可以理解梦的力量之荣耀，我们就可以理解摩耶之力量的神奇和荣耀。

第90-91节

शयाने पुरुषे निद्रा स्वप्नं बहुविधं सृजेत् ।

ब्रह्मण्येवं निर्विकारे विकारान्कल्पयत्यसौ ॥ ९० ॥

खानिलाग्निजलोर्व्यण्डलोकप्राणिशिलादिकाः ।

विकाराः प्राणिधीष्वन्तश्चिच्छाया प्रतिबिम्बिता ॥ ९१ ॥

梦中之人，可以造出各种不同的梦；类似地，摩耶的力量可以从不变的梵中造出各种不同的表象。阿卡萨（空）、风、火、水、地、宇宙、不同的世界、有生命和无生命的对象，它们都是摩耶产生的表象。作为一种投射，纯意识显现在众生的智力中。

我们造梦，造出无数的场景和事物；摩耶的力量从梵中造出无数的世界（Lokas），造出无数的生命，造出无数的自然，但它们都不过是表象。

第92节

चेतनाचेतनेष्वेषु सच्चिदानन्दलक्षणम् ।
समानं ब्रह्म भिद्येते नामरूपे पृथक् पृथक् ॥ ९२ ॥

以存在、意识和喜乐为特征的梵，是一切有生命和无生命的对象的共同基础；它们只是在名色上有所不同。

这里再一次告诉我们，梵是一切有生命和无生命之物的共同基础，也是世界全部或全部世界的基础，就如黏土是陶罐的基础一样。对象之间的差异只是名字和形状等等不同而已，本质上，它们全都是梵。

第93节

ब्रह्मण्येते नामरूपे पटे चित्रमिव स्थिते ।
उपेक्ष्य नामरूपे द्वे सच्चिदानन्दधीर्भवेत् ॥ ९३ ॥

正如很多对象都可以见诸一幅画上，不同的名色存在于梵中。通过否定名色，人们就能够理解，那剩下的就是存在、意识和喜乐。

世界就如一幅画，众多不同名色的对象全都在画中。抹掉其上的画，剩下的，就是一块画布了，这块画布就是梵，就是我们所说的存在、意识和喜乐。

第 94 节

जलस्थेऽधोमुखे स्वस्य देहे दृष्टेऽप्युपेक्ष्य तम् ।

तीरस्थ एव देहे स्वे तात्पर्यं स्याद्यथा तथा ॥ ९४ ॥

即便一个人站在河岸上看见他倒映在河水中的身体，他依然可以确定岸上的身体才是他自己；类似地，追求觉悟梵的求道者应该知道自己就是梵。

站在河岸上的人绝不会认为那倒映在河水中的他的影子是他的真身。同样，追求觉悟梵的求道者，就应该知道他自己就是梵，而不是那个表象中的身体。

第 95－96 节

सहस्रशो मनोराज्ये वर्तमाने सदैव तत् ।

सर्वैरूपेक्ष्यते तद्वदुपेक्षा नामरूपयोः ॥ ९५ ॥

क्षणे क्षणे मनोराज्यं भवत्येवान्यथान्यथा ।

गतं गतं पुनर्नास्ति व्यवहारो बहिस्तथा ॥ ९६ ॥

　　在白日梦中，人们会看见成千上万的记忆图像，但在现实世界中他们会不理会它们，同样，人们也应该不理会名色。不同的心智创造物每时每刻都在形成，然而那些已经过去的就永远消失了。类似地，我们也应该这样看待现实世界的众多对象。

　　要像对待我们梦中的世界一样，来对待世界中各种名色的表象。即便不在梦中，我们的心智也时刻在造出各种事物，但这类事物有些一旦过去就永远消失，我们无法抓住这样的事物，对待现实世界的众多名色，也要有如此的态度。

第 97—98 节

न बाल्यं यौवने लब्धं यौवनं स्थाविरे तथा ।
मृतः पिता पुनर्नास्ति नायात्येव गतं दिनम् ॥ ९७ ॥

मनोराज्याद्विशेषः कः क्षणध्वंसिनि लौकिके ।
अतोऽस्मिन्भासमानेऽपि तत्सत्यत्वधियं त्यजेत् ॥ ९८ ॥

　　童年在青春期消失；青春在老年时消失。父亲一旦去世就不再回来。过去的日子不再复返。每时每刻都在不断毁灭的现实世界之对象，与心意在想象中创造的形式（色）又有什么不同呢？尽管它们会显现出来，但关于它们的实在性的观念应予以放弃。

在《瓦希斯塔瑜伽》中，王子罗摩游历归来陷入了无限的悲伤之中，因为他看到童年在青春期消失了，青春在老年时消失了，老年时头发白了背也驼了什么也不能干了，最后死去不再回来，过去的日子也永不会复返，这如何叫人不悲伤？世界的所有对象都是暂时的，时时刻刻都在变化之中，它们就如同心意的想象之物，也如梦中的景象，尽管它们会一一显现，但我们要放弃它们是实在的、永久存在的观念。

第99节

उपेक्षिते लौकिके धीर्निर्विघ्ना ब्रह्मचिन्तने।
नटवत्कृत्रिमास्थायां निर्वहत्येव लौकिकम् ॥ ९९ ॥

一旦不再理会这个世界的对象，摆脱了障碍的心意就安住在对梵的冥想中。于是，智者就像一个演员，他怀着其既有的信仰从事着世俗的事务（而不受这些事务的影响）。

这节经文是吠檀多不二论教导的生活观。尽管我们生活在这个世界的种种现象中，但心意却安住于梵中，不受名色及其变化的影响。就如一个好演员，尽管他十分投入，演得逼真无比，在戏中，他时而哭，时而笑，但是他不受这些情绪的影响，因为他知道在这里他只是个演员，他非常清楚他只是在演戏，而并非在现实生活中。一个好演员，就如可以同时使用两种语言的人。这里所揭示的吠檀多不二论的生活观，具有十分重要的意义。

首先，它肯定我们生活的世界充满各种名色，这些名色不断生成不断坏灭。其次，我们不能执着于这些名色的生灭，不能执着于它们中的任何一个，不管它看起来多么美好、多么具有诱惑力，因为任何执着最终都会归于虚无，并导致轮回性生存。第三，我们需要觉知到生灭的名色之后存在的基质，那就是至上自我或梵。第四，这梵才是我们的生活之根，生命立足之根，我们只有安住于梵中才能摆脱轮回性的困境。第五，觉悟自我的人，觉悟梵的人，也就是安住于梵中的人，并不是看不到变幻的名色，而是不执着于名色。事实上，这样的人可以穿梭于名色和梵之间，他们成了生命的主人，名色的主人。第六，真正觉悟梵的人立足于梵，安住于梵，敢于直面摩耶的种种变化而不受其任何影响。他就如一棵风中的大树，虽然随风摇摆，但根却深深地扎在大地里。

第 100 节

प्रवहत्यपि निरोधः स्थिरा प्रौढशिला यथा ।
नामरूपान्यथात्वेऽपि कूटस्थं ब्रह्म नान्यथा ॥ १०० ॥

尽管河水流过，但河床中的大岩石岿然不动；同样，尽管名色不断变化，但不变之梵不会成为他物。

梵就如河床中的大岩石岿然不动，名色就如不断流过的河水。明白这个道理，并安住在这样的思想中，就可以说明白了一种至上的瑜伽——得一瑜伽，即"得到梵"就成就了瑜伽。

第 101 节

निश्छिद्रे दर्पणे भाति वस्तुगर्भं बृहद्वियत् ।
सच्चिद्धने तथा नाना जगद्गर्भमिदं वियत् ॥ १०१ ॥

正如带着其所有内容的天空映现在完美无瑕的镜子里，带着整个宇宙的阿卡萨（空）映现在独一完整的梵中，这梵不过是绝对的意识和存在。

梵就是一面纯粹的意识镜子，摩耶幻化的一切都映现在它之中。

第 102 节

अदृष्ट्वा दर्पणं नैव तदन्तस्थेक्षणं तथा ।
अमत्वा सच्चिदानन्दं नामरूपमतिः कुतः ॥ १०२ ॥

看不见镜子，就看不见映现在其中的对象。类似地，没有关于名色之基质——存在、意识和喜乐——的知识，哪里可能有关于名色的知识呢？

离开镜子，自然就看不见镜子中的对象；没有梵的知识，也就不会明白名色的知识。梵是一切的基础。不明白梵，如何能够理解出自于梵的一切名色？离开梵，哪里还会有关于名色的知识？万物作为名色的存在并不是独立的存在，就如镜子中的对象并不独立存在。镜子不见了，镜子中的对象也就不见了。没有梵的知识，没有有关存在、意识和喜乐的知识，也就不能理解有关名色的知识。

第103节

प्रथमं सच्चिदानन्दे भासमानेऽथ तावता ।
बुद्धिं नियम्य नैवोर्ध्वं धारयेन्नामरूपयोः ॥ १०३ ॥

既然已经知道梵是存在、意识和喜乐，人们就应该把心意牢牢地固定在梵之上，使之不执着于名和色。

这是作者教导之要点。明白了梵是什么，也就明白了我们冥想的真正对象以及我们冥想的归宿，并且也知道了我们不能执着于名色的缘由。

第 104 节

एवं च निर्जगद्ब्रह्म सच्चिदानन्दलक्षणम् ।

अद्वैतानन्द एतस्मिन्विश्राम्यन्तु जनाश्रिरम् ॥ १०४ ॥

因此，人们认识到梵是存在、意识和喜乐，认识到
并不存在现象之宇宙。愿所有的人都安住在这一独一无
二的梵乐中。

不存在现象的宇宙是针对永恒的梵的存在来讲的。
当我们认识到梵是永恒的存在、意识和喜乐时，我们就
会认识到现象的宇宙并非真实的存在。梵是存在、意识
和喜乐，除了梵一无所有。

第 105 节

ब्रह्मानन्दाभिधे ग्रन्थे तृतीयेऽध्याय ईरितः ।

अद्वैतानन्द एव स्याज्जगन्मिथ्यात्वचिन्तया ॥ १०५ ॥

在这被称为"梵乐"的第三章描述了"非二元的喜
乐"。通过冥想世界的非实在性可以获得这种喜乐。

这一章揭示了梵的唯一性，也揭示了世界的非实在
性，讲述了非二元的喜乐。世界的任何对象都是客体性

的。你不是客体，但若你和世界的关系陷入主客关系中，你若执着于世界的对象，则你只能生活在痛苦和烦恼中。梵是非二元的，是"大者"，是唯一者。梵本身就是喜乐。通过反思现象的名色本质，通过梵的知识超越名色或否定名色，最终就可以进入非二元的梵乐之中。

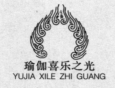

瑜伽喜乐之光
YUJIA XILE ZHI GUANG

第四章

知识的喜乐

ब्रह्मानन्दे विद्यानन्दः

这一章描述了一个觉悟到自我的人所享受到的知识的喜乐：没有悲伤、达成所有愿望、感觉"我已经做了所有应做之事"以及感觉"我已经获得所有应得之物"。

第1节

योगेनात्मविवेकेन द्वैतमिथ्यात्वचिन्तया ।
ब्रह्मानन्दं पश्यतोऽथ विद्यानन्दो निरूप्यते ॥ १ ॥

现在开始讲述觉悟者经验的知识之喜乐。通过实践瑜伽、分辨自我和思考二元性的非实在性，觉悟者觉悟到梵乐。

第一章讲述了对梵知的直接证悟，可以获得梵乐；第二章讲述了普通人如何可能认识梵乐；第三章反思了二元性，并讲述了如何通过否定二元性而获得梵乐。但作者并没有就到此终结，他继续推进对梵乐的研究。

在本章中，作者将讲述觉悟者经验的知识的喜乐。在瑜伽中，我们经常谈到身心灵。从喜乐这一角度来看，喜乐也包含了身之乐、心之乐和灵之乐。本章讲述的重点就是心之乐，即知识的喜乐。

第2节

विषयानन्दवद्विद्यानन्दो धीवृत्तिरूपकः ।
दुःखाभावादिरूपेण प्रोक्त एष चतुर्विधः ॥ २ ॥

如同心意接触外界对象而产生喜乐一样，从梵知中产生的喜乐是一种智性的波动①。据说这种喜乐有四个方面，都以没有悲伤等的形式出现。

对于喜乐，我们可以有不同的理解模式。例如，可以把喜乐分为存在的喜乐和占有的喜乐，或者说，不执的喜乐和执着的喜乐。也可以分身体（感官）的喜乐、心智的喜乐和精神或灵性的喜乐。当然，这些区分都是非常粗糙的，但有助于我们去理解喜乐。根据吠檀多不二论，不同的喜乐具有不同程度的扭曲和变形。只有觉悟了梵，彻底摆脱了无明障碍，梵乐才会真正毫无障碍地呈现。在经验到梵乐之前的喜乐都只是有限度的经验梵乐。

这一章探讨知识的喜乐，这知识的喜乐是一种智性的波动，并且它们不以悲伤等的形式出现。

----

① 字面翻译是"变形"，我们根据文本自身的表达需要，在此翻译成"波动"。——译者注

第 3 节

दुःखाभावश्च कामाप्तिः कृतकृत्योऽहमित्यसौ ।
प्राप्तप्राप्योऽहमित्येव चातुर्विध्यमुदाहृतम् ॥ ३ ॥

知识的喜乐有四个方面：没有悲伤，达成所有愿望，感觉"我已经做了所有应做之事"，以及感觉"我已经获得所有应得之物"。

知识的喜乐是一种智性的波动。这一智性的波动有四个方面，第一是没有悲伤；第二是达成所有的愿望；第三是感觉"我已经做了所有应做之事"；第四是感觉"我已经获得所有应得之物"。下面的经文将就这四个方面展开论述。第 4—17 节讨论知识之喜乐的第一个方面：没有悲伤；第 18—37 节讨论知识之喜乐的第二个方面：达成所有愿望；第 38 节总结。维迪安拉涅在他的另一本著作《在世解脱之道》中曾说，第一个方面是主要的，其他三个方面差别较小。第 39 节提醒我们，第 40—64 节是从他详尽探讨"完全满足之光"的那一章选摘出来的（即《潘查达西》第七章），其主旨是冥想，以供读者净化心意之用。在这一部分中，亦阐发了感觉"我已经做了所有应做之事"和感觉"我已经获得所有应得之物"这两个方面。

第 4 节

ऐहिकं चामुष्मिकं चेत्येवं दुःखं द्विधेरितम् ।
निवृत्तिमैहिकस्याह बृहदारण्यकं वचः ॥ ४ ॥

悲伤有两个层面：此世的悲伤和来世的悲伤。《大林间奥义书》中的经文讲述了（如何）终结此世的悲伤。

悲伤是因为我们个体自我（灵魂）受到了明显的、可以感受到的局限或限制。这种限制有关人的三身，即粗身、精身和因果身。粗身受到限制——例如作为人的我们，肉身有着无数的局限，这局限导致我们的悲伤。精身也是如此，而因果身受限则是我们所有悲伤的根源。

我们可以找到无数让我们悲伤的理由，也可以找到无数种悲伤的表达。但从现象上看，可以把悲伤分两类：此世的悲伤和来世的悲伤。毫无疑问，悲伤是一种心理感受，是发生在心意中的现象。

第 5 节

आत्मानं चेद्विजानीयादयमस्मीति पूरुषः ।
किमिच्छन्कस्य कामाय शरीरमनुसञ्ज्वरेत् ॥ ५ ॥

"当一个人（**Purusha**，原人）觉悟到他自身的自我就是那（超灵或至上自我），他还会渴望什么？还会为取悦于他人而让自己的身心遭受折磨吗？"

此节引自《大林间奥义书》（IV. iv. 12）。这里的人指内在的自我、真我，即原人。"那"指至上的自我，即超灵，或可以理解为阿特曼。当个体自我与至上自我的同一性得到确立时，他就超越了个体的局限，摆脱了二元性生存，也就避免了各种二元性的追求——诸如渴望对象、取悦他人，等等。因为他已明白他就是那无限的梵，而非有限的肉身。

第6节

जीवात्मा परमात्मा चेत्यात्मा द्विविध ईरितः ।

चित्तादात्म्यात्त्रिभिर्देहैर्जीवः सन्भोक्तृतां व्रजेत् ॥ ६ ॥

自我被认为有两类：个体自我和至上自我。通过与三身的认同，意识认为它自己就是灵魂，并成为享受者。

个体自我和至上自我都是自我，本质上都是梵。至上自我具有全能、全知的特点，不受摩耶（数论中认为摩耶是原质）的控制，相反，它是摩耶之主。但当至上

自我与三身（粗身、精身和因果身）相认同的时候，就
成了受限的个体自我（个体灵魂），并因此成了享受者。

对三身的认同意味着个体自我认同了差异。这种认
同使得个体自我陷入无边无际的轮回性生存之中。然
而，当个体自我不再认同三身，而是个体内在的自我即
普遍的阿特曼的时候，他就摆脱了束缚。

对此，可以参见《白净识者奥义书》（I. 8—9）。

第7节

परात्मा सच्चिदानन्दस्तादात्म्यं नामरूपयोः ।

गत्वा भोग्यत्वमापन्नस्तद्विवेके तु नोभयम् ॥ ७ ॥

**至上自我，其本质是存在、意识和喜乐，但它把自
身认同于名色，就成为享受的对象。通过分辨，它不再
把自身认同为三身和名色，就既不再有享受者，也不再
有被享受的对象。**

自我是梵，具有存在、意识和喜乐三个维度。但
是，因为摩耶的叠置，它把自身叠置、认同于名色，成
了客体，成了享受的对象。所以，个体自我需要"去叠
置"，要通过知识的分辨，消除与名色的认同，简单地
说，就是不再认同自己是粗身、精身和因果身，不再认
同各种名色，而是觉知到自己是阿特曼，是梵。

第 8 节

भोग्यमिच्छन्भोक्तुरर्थे शरीरमनुसंज्वरेत् ।

ज्वरास्त्रिषु शरीरेषु स्थिता न त्वात्मनो ज्वराः ॥ ८ ॥

因为它是享受者，所以个体灵魂渴望享受的对象，于是它认同于身体，遭受痛苦。痛苦在三身里，但是自我没有任何痛苦。

本节经文揭示了痛苦的生成过程以及痛苦的属性和本质。

因为摩耶，因为叠置，个体灵魂认为自己是享受者，把自身认同为三身、认同为名色。既然是享受者，就会渴望享受，享受那些名色对象。于是，认识者、认识和认识的对象或享受者、享受和享受的对象这样的三元组出现了。三元组一经出现，由于对象的短暂、易逝、变化，等等，对对象的享受就变成了痛苦。

因为认同自己是享受者，从而导致对享受对象的渴望，这一过程必然导致对身体的认同。所以，我们不能把身体认同视为起点，而应该把自我认同为享受者视为起点。有了自我认同于享受者，才会有可能产生对身体的认同。身体和外在世界打交道，必然伴随着短暂、有限、局限。认同身体之后，既有得之乐，又有失之苦，于是，必然伴随得失、是非、有无等等二元性的结果。这种二元性结果，对于享受者而言，必然会伴随痛苦。这就是痛苦的内在机制。然而，我们也应该非常清楚，痛苦都发生在粗身、精身和因果身里。离开了三身，就不存在所谓的痛苦和痛苦的经验。同样可以理解的是，解脱和束缚也只能发生在三身里，更严格地说，只发生在心意中。因为经验束缚和解脱的是心意。而对于自我，那个大写的自我，与痛苦无关，与束缚无关，也与解脱无关，它是恒久的存在、意识和喜乐。

第9节

व्याधयो धातुवैषम्ये स्थूलदेहे स्थिता ज्वराः ।

कामक्रोधादयः सूक्ष्मे द्वयोर्बीजं तु कारणे ॥ ९ ॥

因为体液①失衡引发的疾病是粗身的痛苦，欲望、愤怒等则是精身的痛苦，粗身和精身痛苦的根源则是因果身的痛苦。

这一节涉及印度的阿育吠陀（Ayurveda）知识。我们在此作一简略介绍。"Ayus"指的是气或生命，"Veda"指的是知识，两者结合，意思就是"生命的科学"。

---

① 可以理解为能量。——译者注

阿育吠陀认为，造成人生病的原因是人体内三大生命能量（doshas）失去了平衡。这三大生命能量分别是瓦塔（Vata）、皮塔（Pitta）和卡法（Kapha）。阿育吠陀认为，自然界和人体由以太（空）、风、火、水、地（土）这五大元素构成。人体内的三大能量也是由这五大元素构成：以太（空）和风结合形成瓦塔（Vata），火和水结合形成皮塔（Pitta），水和地（土）结合形成卡法（Kapha）。一旦这三大生命能量失衡，就会产生疾病。

　　能量失衡就会造成粗身的疾病。而精身的疾病主要来自人的欲望，因为欲望导致心意鞘、智性鞘出现问题。在粗身鞘和心意鞘之间是能量鞘。能量鞘可以将粗身和精身有机地加以联结，但能量鞘本身属于精身的一部分。因果身也会有疾病，其病因就是无明（avidya，无知）。无明是前两身痛苦的根源。

第 10 节

अद्वैतानन्दमार्गेण परात्मनि विवेचिते ।

अपश्यन्वास्तवं भोग्यं किन्नामेच्छेत्परात्मवित् ॥ १० ॥

　　通过在"非二元的喜乐"一章（即第三章）中提及的分辨，至上自我的知晓者看不见在任何享受之对象中的实在性。那么，他还会渴望什么呢？

分辨就是力量，分辨就是智慧。理智正常的人，经过分辨就可以知道什么是真的，什么是不真的。一旦明白不真的，就不可能视之为真的。建立在不真之基础上所带来的各种心意、念想、行动，自然也就会消除，由这种基于不真而来的各种轮回性生存也就不再可能出现。一旦立足于真，如何可能还会渴望不真之物呢？自然不会了。真实者唯有自我——梵。

第 11 节

आत्मानन्दोक्तरीत्यास्मिञ्जीवात्मन्यवधारिते ।
भोक्तानैवास्ति कोऽप्यत्र शरीरे तु ज्वरः कुतः ॥ ११ ॥

通过在"自我的喜乐"一章（即第二章）中提及的方法，一旦个体自我决定（认同于那不变者），那么，在这个身体中就没有任何享受者。因此，如何可能有因认同于身体而来的痛苦呢？

知晓了身体不是自我，身体中没有享受者，如何可能还有来自身体认同而来的痛苦呢？自然不会了。

第 12 节

पुण्यपापद्वये चिन्ता दुःखमामुष्मिकं भवेत् ।
प्रथमाध्याय एवोक्तं चिन्ता नैनं तपेदिति ॥ १२ ॥

关于善恶的焦虑是来世的痛苦。第十一章①已经讲述了这样的痛苦不会影响觉悟者。

本节告诉我们关于善恶的焦虑是来世的痛苦。在印度传统中，善恶会产生相应的业力，这业力在未来一定会发生作用，而影响来世。但这样的痛苦不会影响觉悟了梵的人们，因为觉悟梵的人们明白，善恶是三身的而非自我的。

第 13—14 节

यथा पुष्करपर्णेऽस्मिन्नपामश्लेषणं तथा ।
वेदनादूर्ध्वमागामिकर्मणोऽश्लेषणं बुधे ॥ १३ ॥
इषीकातृणतूलस्य वह्निदाहः क्षणाद्यथा ।
तथा सञ्चितकर्मास्य दग्धं भवति वेदनात् ॥ १४ ॥

---

① 原书第十一章，即本书第一章。——译者注

水不会沾着荷叶，觉悟后，未来的行动也不能沾着认知者。如棉花一样的芦花顷刻间就会被火烧尽，知梵者过去累积的业也会因为觉悟而被烧掉。

此节经文参见《唱赞奥义书》（IV. xiv. 3，V. xxiv. 3）。水不会沾在荷叶上，未来的行动之业力，也不会沾着觉悟者。而过去世积累的业，也会如芦花一样被梵知的大火烧尽。

第 15 节

यथैधांसि समिद्धोऽग्निर्भस्मसात्कुरुतेऽर्जुन ।
ज्ञानाग्निः सर्वकर्माणि भस्मसात्कुरुते तथा ॥ १५ ॥

室利·克里希那说："阿周那啊，正如烈火将燃料烧成灰烬，知识之火将所有的业烧尽。"

本节经文参见《薄伽梵歌》（IV. 37）。《薄伽梵歌》告诉我们，知识的火将烧尽所有的业。

第 16 节

यस्य नाहङ्कृतो भावो बुद्धिर्यस्य न लिप्यते ।
हत्वापि स इमाँल्लोकान्न हन्ति न निबध्यते ॥ १६ ॥

"没有任何'我'之观念、其心意不受对行为结果的欲望所染着的人，即便杀了人，也不是真的杀人者；他不受自身行为的束缚。"

经文参见《薄伽梵歌》（XVIII. 17）。没有"个我""小我""私我"等观念的觉悟者，知识的火烧尽了他过去的业，未来的行动之业也不会染着他。也就是说，觉悟者不再遭受业力原则的局限和束缚。

第17节

मातापित्रोर्वध: स्तेयं भ्रूणहत्यान्यदीदृशम् ।
न मुक्तिं नाशयेत्पापं मुखकान्तिर्न नश्यति ॥ १७ ॥

《考斯塔基奥义书》告诉我们，杀害父母、偷窃、堕胎以及其他此类罪恶不会影响他的觉醒，他（平静）的面色也不会改变。

此节经文见于《考斯塔基奥义书》（III. 1），也可以参考《独存奥义书》（24）。

本章第10—17节经文告诉我们同一个道理，即觉悟者、不再认同身体者，或认同于自我者、获得了分辨知识的人，他们达到了自由之境。对于这样的觉悟者，他过往积累的业不再发挥作用，不再会影响他；他的任

何行动也不会再造新业而影响他的今生及来世。因为，
他已经摆脱了自我的局限，已经从有限走向了无限，从
必死走向了不朽。

但有一个问题我们需要面对，《考斯塔基奥义书》
说，即便"杀害父母、偷窃、堕胎以及其他此类罪恶，
都不会影响他的觉醒"，这是不是很极端？换言之，觉
悟者因为觉悟就可以去杀害、偷窃、堕胎等吗？显然不
是。我们不要误读此类经文的含义。因为真正的觉悟
者，如何可能不义呢？《考斯塔基奥义书》之所以极端
地说，是因为它要表达的是认识自我者、立足自我者有
不可思议的力量。所以我们绝不能字面地去理解、接受
和实践它。另外，觉悟者自然不会去犯这样的罪；但如
果出于其他原因而要参战甚或杀人，他也确实会"面不
改色"——《薄伽梵歌》讲述了这一道理。对此有进一
步兴趣的，可以参研我们翻译的《薄伽梵歌》（四川人
民出版社，2015 年）。

第 18 节

दुःखाभाववदेवास्य सर्वकामाप्तिरीरिता ।
सर्वान्कामानसावाप्त्वा ह्यमृतोऽभवदित्यतः ॥ १८ ॥

《爱多雷耶奥义书》告诉我们，就如知梵者没有任
何悲伤一样，知梵者也会获得所有渴望的对象："他成

为不朽，获得所有一切渴望的对象。"

经文参见《爱多雷耶奥义书》（II. 6）。从这一节到第 37 节重点考察的是，知梵者会达成所有愿望。

之所以说知梵者会获得所有渴望的对象，是因为他就是不朽者自身，他就是大者，他就是无限本身，他如何不能获得他所想要的任何对象呢？对于无限者，一切皆可。

第 19 节

जक्षन्क्रीडन्रतिं प्राप्तः स्त्रीभिर्यानैस्तथेतरैः।
शरीरं न स्मरेत्प्राणः कर्मणा जीवयेदमुम् ॥ १९ ॥

《唱赞奥义书》告诉我们，知真者享有女人、车辆和其他事物，在那里欢笑、游戏和娱乐，但他已不记得这个身体。在他会带来结果的行动的驱动下，生命的气息让他活着。

经文参见《唱赞奥义书》（VIII. xii. 3）。知真者就如常人一样生活着，唯一与常人不同的，就在于他忘记了身体。他只是自然地活着，呼吸着。

第 20 节

सर्वान्कामान्सहाप्नोति नान्यवज्जन्मकर्मभिः ।
वर्तन्ते श्रोत्रिये भोगा युगपत्क्रमवर्जिताः ॥ २० ॥

"知梵者会实现其一切愿望。"对于不同于其他人的他而言，他不再通过再生和行动去享受。他的喜乐是无条件的，直接的，没有顺序或程度之别。

经文参见《泰迪黎耶奥义书》（II. i. 1）。

第 21—22 节

युवा रूपी च विद्यावान्नीरोगो दृढचित्तवान् ।
सैन्योपेतः सर्वपृथ्वीं वित्तपूर्णां प्रपालयन् ॥ २१ ॥
सर्वैर्मानुष्यकैर्भोगैः सम्पन्नस्तृप्तभूमिपः ।
यमानन्दमवाप्नोति ब्रह्मविच्च तमश्नुते ॥ २२ ॥

一个心满意足的国王，年轻、英俊、博学、健康、坚强，拥有适当的军队，统治充满财富的整个世界，被赋予了所有人的整体享受，甚至知梵者获得的那种喜乐，他可以获得任何喜乐。

第 21—33 节经文参见《泰迪黎耶奥义书》（II. viii. 1），也参考《大林间奥义书》（IV. iii. 33）。

第 23 节

मर्त्येभोगे द्वयोर्नास्ति कामस्तृप्तिरतः समा ।

भोगान्निष्कामतैकस्य परस्यापि विवेकतः ॥ २३ ॥

世俗的享乐对国王和知梵者二者都不再有吸引力，因此，他们的快乐和满足可以加以比较。一个是因为享有一切而无欲，一个是因为分辨而无欲。

印度传统认为，国王和知梵者一样，他们都不再会对世俗的享受感兴趣。但是，原因不同。国王无欲，是因为他已经得到了世间的一切——年轻、英俊、博学、健康、坚强，拥有军队，统治世界，等等。而知梵者不执无欲，则是因为其经过分辨而具有知识。

第 24 节

श्रोत्रियत्वाद्वेदशास्त्रैर्भोग्यदोषानवेक्षते ।

राजा बृहद्रथो दोषांस्तानगाथाभिरुदाहरत् ॥ २४ ॥

通过吠陀经典的知识，知梵者明白享受的对象的缺陷。布哈多罗塔（**Brihadratha**）国王在几首颂歌中提供了一些例子。

　　对象是三元组中的，是名色，是摩耶的叠置，短暂，易逝，易腐，必腐，必逝，因此，知梵者不执着于对象。

第 25 节

देहदोषांश्रित्तदोषान्भोग्यदोषाननेकशः ।

शुना वान्ते पायसे नो कामस्तद्द्विवेकिनः ॥ २५ ॥

　　因此，布柯提婆陀描述了与享受到身体、心意和对象有关的缺陷。没有人喜欢吃狗呕吐出来的粥，同样，分辨之人也不喜欢身体，等等。

　　这是智者对待物质享受的态度。尽管"没有人喜欢吃狗呕吐出来的粥"这一表达有点激进，但确实如此，易腐、必腐的身体就如"狗呕吐出来的粥"。

　　一般而论，智者不会排斥物质对象的享受，但他们不会因为享受而执着它们。智者的心安住在梵中，不会把心思放在短暂的物质享受上。然而，这里，我们可以引申出一个问题，智者需要为了物质对象而努力吗？这样的问题需要从具体的处境来分析。我们的基本看法是，智者会依据他自己的身份及其身份应尽的职责，履职尽责，就是智者"素其位"，做应该做的一切事——包括努力挣钱获得物质财富。灵性的修持不是不食人间烟火，不是放弃职责，而是让生命走向完美、实现本真。

关于履职尽责，可以参考《薄伽梵歌》中"业瑜伽"或"行动瑜伽"部分。

第 26 节

निष्कामत्वे समेऽप्यत्र राज्ञ: साधनसञ्चये ।
दु:खमासीद्धाविनाशादतिभीरनुवर्तते ॥ २६ ॥

尽管就无欲而言国王与知梵者具有相似性，但是，国王在积累这些享受对象时依然痛苦，而唯恐在未来失去它们的恐惧也始终会跟随着他。

在本章第 23 节经文中，我们说到国王与知梵者的世俗享乐具有相似性，他们都享受了喜乐，世俗的享乐对他们也都不再具有吸引力。但是，他们无欲的原因却不相同，国王是因为满足了全部的欲望而无欲，知梵者是因为知晓了梵而无欲。本节告诉我们，尽管国王的无欲是因为欲望全部得到满足，但是他的满足依然建立在欲望的对象上，而且，从更深层的意义上说，他在积累这些享受对象时必然会经历痛苦的过程，而对象的短

暂、易逝、易腐等性质，又使他时时担心这些享受对象
有一天会消失而导致快乐的消失，从而使这种恐惧如影
随形地始终跟随着他。

第 27 节

नोभयं श्रोत्रियस्यातस्तदानन्दोऽधिकोऽन्यतः ।
गन्धर्वानन्द आशास्ति राज्ञो नास्ति विवेकिनः ॥ २७ ॥

知梵者则没有这两种痛苦，他的喜乐比国王还多。
此外，国王可能还渴望得到歌仙的喜乐，而知梵者全无
这样的渴望。

第 28—29 节

अस्मिन्कल्पे मनुष्यः सन्पुण्यपापविशेषतः ।
गन्धर्वत्वं समापन्नो मर्त्यगन्धर्व उच्यते ॥ २८ ॥
पूर्वकल्पे कृतात्पुण्यात्कल्पादावेव चेद्भवेत् ।
गन्धर्वत्वं तादृशोऽत्र देवगन्धर्व उच्यते ॥ २९ ॥

一个人可以因其现世善业带来的特定结果，而成为
一个歌仙，这样的人被称为"凡界歌仙"。如果一个人
要在此世的开初就成为歌仙，则需要其前世所造的善
业，这样的人被称为"天界歌仙"。

第30—31节

अग्निष्वात्तादयो लोके पितरश्चिरवासिनः ।
कल्पादावेव देवत्वं गता आजानदेवताः ॥ ३० ॥
अस्मिन्कल्पेऽश्वमेधादि कर्म कृत्वा महत्पदम् ।
अवाप्याजानदेवैर्याः पूज्यास्ताः कर्मदेवताः ॥ ३१ ॥

长期住在（始祖）界的阿耆斯瓦塔（Agnisvattas）
和其他人，被称为彼塔斯（人类的始祖）。那些从一开
始就获得诸神之位的，被称为"天生诸神"（Ajana-de-
vatas）。获得了辉煌的地位、适合获得天生诸神举行马
祀（Asvamedha，马祭）的崇拜和其他善行的是业神
（Karma-devatas）。

马祀（或马祭）是婆罗门教最重要的祭祀。在行祭
期间，祭官选定一匹合适的马，让马自由游荡一年，国
王或由国王率领的军队一直跟随着这匹游荡的马。当这
匹马闯入其他国家领地时，该国就要投降归顺，否则国
王就要用武力征伐。一年之后，率马回国，举行盛大仪
式，唱赞歌，宰杀此马。马祀持续时间长，耗资巨大，
非一般小国可行之。

第 32 节

यमाग्निमुख्या देवाः स्युर्जाताविन्द्रबृहस्पती ।

प्रजापतिर्विराट् प्रोक्तो ब्रह्मा सूत्रात्मनामकः ॥ ३२ ॥

诸神中有阎摩（死神）、阿耆尼（火神）以及其他
神。因陀罗（天帝）和布拉斯帕蒂是众所周知的神。
（这里）提及的生主是维拉特（Virat，宇宙形象），梵天被
称为宇宙自我（Sutratman）或金胎（Hiranyagarbha）。

布拉斯帕蒂（Brihaspati）是天界的祭祀和诸神之师。

第 33 节

सार्वभौमादिसूत्रान्ता उत्तरोत्तरकामिनः ।

अवाङ्मनसगम्योऽयमात्मानन्दस्ततः परः ॥ ३३ ॥

从国王到梵天，其间每一个都渴望获得高于他自己
的喜乐。但心意和感官无法把握的自我的喜乐，优于其
他一切喜乐。

本节经文告诉我们，从国王到梵天，凡是受制于业
力的，皆渴望获得比他自己已经获得的喜乐更多更高的
喜乐。但是那无法为心意和感官所把握的自我喜乐，是

最高的喜乐，它优于其他一切喜乐。这种最高的自我的喜乐，就是喜乐自身，就是梵。

第 34 节

तैस्तैः काम्येषु सर्वेषु सुखेषु श्रोत्रियो यतः ।
निस्पृहस्तेन सर्वेषामानन्दाः सन्ति तस्य ते ॥ ३४ ॥

因为知晓吠陀者对所有这些被人觊觎的享乐没有任何欲望，所以，一切众生的喜乐都是他的喜乐。

同样的道理，那些三元组中对对象的渴望和对因对象而来的快乐的渴望，是知晓吠陀者所不屑的。知晓吠陀者就是知梵者，一切众生的喜乐也就是他的喜乐，都是在他之中的喜乐。

第 35 节

सर्वकामामिरेषोक्ता यद्वा साक्षिचिदात्मता ।
स्वदेहवत्सर्वदेहेष्वपि भोगानवेक्षते ॥ ३५ ॥

这就被描述为"获得了一切所欲之对象"。或者，这也可被解释为是知晓吠陀者的目击意识，他可以经验到所有身体的享乐，就好像是通过他自己的身体的享乐一样。

以上这些就被称为是知晓吠陀者"获得了一切所欲
之对象",也就是他们"达成了所有的愿望",这是知识
喜乐的第二方面。本质上,是知晓吠陀者的目击意识,
使得他们认为所有的身体都是他自己的身体,所以一切
众生的喜乐事实上就是他自己的喜乐。

第 36 节

अज्ञस्याप्येतदस्त्येव न तु तमिरबोधतः ।
यो वेद सोऽश्रुते सर्वान्कामानितियब्रवीच्छुतिः ॥ ३६ ॥

(疑问):如果是目击意识,那么无知者也会拥有这
(普遍的享乐)?(回答):不是这样的。因为无知者不能
把他自己认知为目击者,所以他经验不到满足。天启经
说,知真者获得一切所欲的对象。

参见《泰迪黎耶奥义书》(II. i. 1)。

弟子提出疑问,如果是因为有目击意识就可以拥有
所有身体的享乐,那么,无知者也应该拥有这种普遍的
享乐?导师则回答说,不是这样的,因为问题就在于,
无知者根本就不能意识到他自身就是目击者,而没有自
身就是目击者的认知,如何可能有经验满足?

第 37 节

यद्वा सर्वात्मतां स्वस्य साम्ना गायति सर्वदा ।
अहमन्नं तथान्नादश्चेति साम ह्यधीयते ॥ ३७ ॥

或者，因为知真者可以成为一切，所以可以享受一切，就如那首表达他是那无所不在的自我的著名颂歌唱道的："我是食物，我吃食物。"

参见《泰迪黎耶奥义书》（3.10.5—6）。"我是食物，我吃食物"，"我为大道之初生者，先于诸天神，在永生之腹"，"全世界已被我征服"——知道这些的人，就是知真者。

第 38 节

दुःखाभावश्च कामाप्तिरुभे ह्येवं निरूपिते ।
कृतकृत्यत्वमन्यच्च प्राप्तप्राप्यत्वमीक्षताम् ॥ ३८ ॥

这样，（由知晓自我者所经验的）没有悲伤和达成所有愿望这两者的性质就得以确立。他的其他经验，即因"已经做了所有应做之事"、"已经获得所有应得之物"所获得的满足感，可以在其他地方见到。

　　至此，作者讲述了知识的喜乐所涉及的两个方面，即没有悲伤和达成所有的愿望。至于知识的喜乐的其他两个方面，作者告诉我们，可以在本书的其他地方看到。

第 39 节

उभयं तृप्तिदीपे हि सम्यगस्माभिरीरितम् ।

त एवात्रानुसन्धेयाः श्लोका बुद्धिविशुद्धये ॥ ३९ ॥

　　这两个主题已在第七章"完全满足之灯"中做了恰当的论述。为了净化心意，可以冥想下面这些引文。

　　但这两个主题本身还是需要讨论的。为了简便，作者直接引用了《潘查达西》第七章"完全满足之灯"中的经文。本章的第 40—57 节即是"完全满足之灯"第 253—270 节的经文，第 58—64 节则是"完全满足之灯"第 291—297 节的经文。

　　本书作者在《潘查达西》第七章中详细地讲述了个体自我（灵魂）获得完全满足所经历的七个阶段：无明（无知）、障碍、叠置、间接知识、直接知识、没有悲伤和无限的喜乐（7：33）。前面三个属于束缚的原因；后面四个带来解脱。

第 40 节

ऐहिकामुष्मिकव्रातसिद्ध्यै मुक्तेश्च सिद्धये ।

बहुकृत्यं पुरास्याभूत्तत्सर्वमधुना कृतम् ॥ ४० ॥

觉悟之前，为了获得尘世和天界的好处，以及为获
得终极解脱提供帮助，有许多责任需要人们去履行。但
是，随着梵知的升起，这些责任就已很好地得以完成，
因为再没有什么需要去完成的了。

人生在世为了什么？简单地说，为了自己的好处。什
么好处？概括起来有三方面：第一，此世的好处，例如，
获得财富、权力、名声，等等。绝大部分人都生活在为了
此世好处的努力中。第二，来世或获得更高生存的好处，
例如获得进入天界或更高意识层次的条件。在当今，接受
这种理解方式的人越来越少，大部分人只接受此世的好处。
但根据吠檀多传统，以不同的生活方式可以为自己在来世
或进入天界做准备、备资粮。第三，此世人身难得，此生
的努力就是为了让自己获得最终觉悟、明白自我。

毫无疑问，只要人有了这三个方面的任何一个"动
机"，他就会去履行相应的职责。然而，当梵知升起时，
他就抵达生命的原点或终点，此生他就不再有要去达到
的欲望，也不再有还需要去履行的责任了。

第 41 节

तदेतत्कृतकृत्यत्वं प्रतियोगिपुरःसरम् ।
अनुसन्दधदेवायमेवं तृप्यति नित्यशः ॥ ४१ ॥

由于始终记得他先前的状态，始终记得他摆脱了欲
求和职责的当下状态，生前解脱者始终会感到至上的自
我满足。

生前解脱者（Jivanmukta），就是此生还活着就已
经解脱的灵魂。普通人很难理解生前解脱者的行为和
生活。尼哈拉南达（Swami Nikhilananda）概括了生前
解脱者的特点：第一，无欲；第二，无惧，也不成为
他人恐惧之因；第三，摆脱了个体性的迷幻，也摆脱
了痛苦的可能性；第四，不受过去业的束缚；第五，
不沉溺于懒惰；第六，不疑；第七，不再关心束缚或
解脱，因为这些不属于阿特曼（自我）。这样的觉悟
者，因为始终记得他先前未曾觉悟时的状态，始终记
得他摆脱了欲望、忘记了职责的当下状态，因而恒久
自足圆满。

第 42 节

दुःखिनोऽज्ञाः संसरन्तु कामं पुत्राद्यपेक्षया ।

परमानन्दपूर्णोऽहं संसरामि किमिच्छया ॥ ४२ ॥

就让尘世上的无知者从事世俗活动吧，让他们渴望拥有妻子、孩子和财富吧。我充满至上的喜乐。我为什么还要参与世俗活动呢？

觉悟的灵魂对世间的种种愿望彻底没有兴趣。这是瑜伽的最高境界。觉悟者说，就让无知者去从事其世俗活动吧。我就是至上喜乐，我参与世俗活动已毫无理由和目的。

第 43 节

अनुतिष्ठन्तु कर्माणि परलोकयियासवः ।

सर्वलोकात्मकः कस्मादनुतिष्ठामि किं कथम् ॥ ४३ ॥

就让那些渴望天堂快乐的人履行规定的祭祀吧。我遍布一切世界。我如何又为何要从事这样的活动呢？

觉悟者遍布一切。他既不渴望天堂快乐，也没有理由再去从事任何祭祀活动。

第 44 节

व्याचक्षतां ते शास्त्राणि वेदानध्यापयन्तु वा।
येऽत्राधिकारिणो मे तु नाधिकारोऽक्रियत्वतः ॥ ४४ ॥

就让那些有资格解释经典或教导吠陀的人去解释和教
导吧。我没有这样的资格，因为我的所有行动都已经停止。

觉悟的灵魂不用去解释经典，或教导天启的真理，
因为他所有的行动都已终止。

然而，是不是觉悟者就不可以从事经典的解释或真
理的教导？不是。觉悟者停止了所有"行动"，指的是
二元中的对象性行动。但他依然可以依其处境从事真理
教导。但，这样的灵魂即便在从事行动他也不会感到他
在行动。

第 45 节

निद्राभिक्षे स्नानशौचे नेच्छामि न करोमि च।
द्रष्टारश्चेत्कल्पयन्ति किं मे स्यादन्यकल्पनात् ॥ ४५ ॥

我没有睡觉的欲望，没有化缘的欲望，我不会去做
这些事，也不沐浴或净身。旁观者想象我会做这些事。
但他们的想象与我有何关系？

在某种意义上，觉悟者的生活已非同常人。在实际生活中，觉悟者并不都是普通人模仿的对象。在我看来，解脱的灵魂首先是心意上的自由，而其实际的生活状态并不固定。有的人还没有真的成为解脱的灵魂，却学着古代灵魂解脱者的生活方式，这不仅可笑，也是自欺欺人。觉悟者的生活方式，看起来与常人无异，但本质上大不相同。

第 46 节

गुञ्जापुञ्जादि दहेत नान्यारोपितवह्निना ।

नान्यारोपितसंसारधर्मानेवमहं भजे ॥ ४६ ॥

从远处看见一丛红灌木，人们可能猜想那是一团火，但是这一想象的火并不会影响那丛红灌木。同样，他人归之于我的世俗职责和特性不会影响我。

觉悟的灵魂可以从事各种事务，但也可不从事任何事务。然而，人们仍把某些世俗事务、职责和特性归之于他们。但是，那些归之于他的，也就是叠置在他身上的，并不会干扰他、影响他，因为他是自由者，他是解脱者。

不过，从表象上看，我们还是可以看到归之于他的事或他从事的事会直接影响他的处境、状态和结果。表象皆名色，皆叠置，叠置的名色变化不可避免，但名色的叠置不再影响他。

第 47 节

शृण्वन्त्वज्ञाततत्त्वास्ते जानन्कस्माच्छृणोम्यहम् ।
मन्यन्तां संशयापन्ना न मन्येऽहमसंशयः ॥ ४७ ॥

就让那些对梵之本性无知的人们聆听吠檀多哲学的教导吧。我拥有自我知识。为什么我还要聆听它们？让那些心存疑虑的人去反思梵的本性吧。我没有任何疑虑，因此我不用作如此的反思。

觉悟的灵魂已经拥有自我知识，他本身就是自我，就是知识，就是梵，所以他不用再聆听教导，再作任何反思。

第 48 节

विपर्यस्तो निदिध्यासेत्किं ध्यानमविपर्यये ।
देहात्मत्वविपर्यासं न कदाचिद्वजाम्यहम् ॥ ४८ ॥

那些受到错误信念支配的人可以练习冥想。我不会把自我混淆于身体。我没有这样的迷惑，为什么我要冥想呢？

觉悟的灵魂不会混淆自我与身体，不受无知的观念或错误的信念所支配。他已经成就了瑜伽冥想的成就，他已在自我之中了。

第 49 节

अहं मनुष्य इत्यादिव्यवहारो विनाप्यमुम् ।
विपर्यासं चिराभ्यस्तवासनातोऽवकल्पते ॥ ४९ ॥

即使我不受这种虚妄观念的支配，但由于长期以来聚集起来的印象和习惯，我的行为举止如常人一样。

觉悟者仍然如常人一般生活——这是因为他长期积累的印象和习惯使然。

第 50 节

आरब्धकर्मणि क्षीणे व्यवहारो निवर्तते ।
कर्माक्षये त्वसौ नैव शाम्येद्ध्यानसहस्रतः ॥ ५० ॥

当带来结果的业耗尽之时，所有的世俗行为就将终结。如果业还未耗尽，那么数以千次的冥想也终止不了这些行为。

因为业会带来或产生结果，所以只有耗尽了业的时候，世俗的行为才能终结。冥想无法终结世俗行为，唯有梵知才能耗尽业从而使世俗行为彻底终结。

第51节

विरलत्वं व्यवहृतेरिष्टं चेद्ध्यानमस्तु ते ।

अबाधिकां व्यवहृतिं पश्यन्ध्यायाम्यहं कुतः ॥ ५१ ॥

为了终结你的世俗行为，你可以尽情地练习冥想，但我知道，世俗行为完全无害。为什么我要冥想呢？

觉悟的灵魂知晓世俗行为并无本质，因此它们如何有害呢？没有本质在某种意义上说就是不存在的，因而谈不上有无二元中的害处。

这里谈到冥想是没有必要的，这不能被误解。对于普通人，为了净化心意，冥想是一种非常重要的修行方式。冥想，让我们专注，净化我们的心意。但我们也需要明白，对于那些走向觉醒途中的人，对于普通大众，他们不是觉悟的人、不是解脱的人，他们是途中的生命。作者这里谈到的是已经觉醒的人、已经解脱的人，他们已经完全安住在自我中，安住在绝对的自我意识中，根本不存在绝对意识之外的一切。所以，对于这样的人，可以说始终处于冥想中，始终处于觉知状态，始终处于自在之境。一个在阳光底下的人还需要电灯照明吗?

第52节

विक्षेपो नास्ति यस्मान्मे न समाधिस्ततो मम ।
विक्षेपो वा समाधिर्वा मनसः स्पाद्विकारिणः ॥ ५२ ॥

我的心从不散乱,因此我无须三摩地。散乱和专注这两者都是那无常之心意的状态。

解脱的灵魂心意安静、自然、毫无散乱——这本身就是三摩地。觉悟者一直就在三摩地中,他还需要什么三摩地呢? 自然无需了。

第53节

नित्यानुभवरूपस्य को मेऽत्रानुभवः पृथक् ।
कृतं कृत्यं प्रापणीयं प्राप्तमित्येव निश्चयः ॥ ५३ ॥

我是宇宙中一切经验之和。对我来说,哪里有分离的经验呢? 我已获得应获得的一切,我已做了我应做的一切。这是我不可动摇的确信。

觉悟者明白，他就是大者，就是那整全者，就是那
不可分割者。于他而言，就没有什么分离的经验，他就
是大全。

第54节

व्यवहारो लौकिको वा शास्त्रीयो वान्यथापि वा ।
ममाकर्तुरलेपस्य यथारब्धं प्रवर्तताम् ॥ ५४ ॥

**我没有联结，我既不是行为者，也不是享受者。我
不关心我过去的何种行为会影响我（现在）的行为，而
无论它们是否与社会规范和经典准则相一致。**

觉悟者知道，他就是自我，在自我中，没有三元组
的分别，没有行动者，没有享受者，也没有享受。一个
觉悟者已经认同于自我本身，是圆满者。这样的人依其
所然地生活着，没有任何叠置并会因此遮蔽他。他有时
过一种与常人一样的生活，有时过一种与普通人的价值
观冲突的生活，有时其行为和言语不为人们所理解，甚
至和社会规范和公认的经典准则相抵触。换言之，他的
生活不依赖他人，不依赖社会固定的规范，也不依赖
经典。

很多人的生活不是为自己活，也不是真实地活，而
是活在人家的观念里。当人家的观念和发生变化，他的

生活也跟着变化；人家的好恶，就是他的好恶；人家的
选择就是他的选择。这样的生活缺乏自身的根基，会很
累、很苦。

　　一般人不敢、也不希望违背社会固定的规范，因为
那些规范将保证他的生活之稳定与和谐。社会的善恶是
在一定的历史时空中基于各种因缘而形成的，其实具有
历史性，是受限制的，不是绝对的真理。一些固定的规
范从历史的角度看，也不是固定的，是会变化的。所以
觉悟者不会依附固定的社会规范。

　　同样地，觉悟者也不会受到经典的束缚。经典对于
人们的灵性修持非常重要。我们都说了，经典是主食，
瑜伽经典是瑜伽人的主食。但觉悟者超越了主食和副食
的差别，不会执着于什么食物。他因为觉悟了，人们对
经典的理解往往不符合他的理解。

第 55 节

अथवा कृतकृत्योऽपि लोकानुग्रहकाम्यया ।

शास्त्रीयेणैव मार्गेण वर्तेऽहं का मम क्षतिः ॥ ५५ ॥

　　或者，尽管我已经获得一切我应获得的事物，但如
果我遵循经典的教导从事有益于这个世界的事务，这也
没有任何害处。

解脱的灵魂明白了自我，成就了一切。但是遵循经典的教导从事有益于世俗的事务，也没有害处。因为觉悟者明白，无论做什么、不做什么，他都不是做者。

至此，我们看到，前面几节基本上是从否定的角度去解说解脱的灵魂的。下面几节经文，则是从肯定的角度来解说解脱的灵魂。

第 56 节

देवार्चनस्नानशौचभिक्षादौ वर्ततां वपुः ।

तारं जपतु वाक्त तद्वत्पठत्वाम्नायमस्तकम् ॥ ५६ ॥

让我的身体去拜神、沐浴、保持洁净或者化缘吧。让我的心意去念诵"唵"或研读《奥义书》吧。

觉悟者可以敬拜神，念诵"唵"，研读《奥义书》，等等，因为他清楚地知道心意和智力的把戏。

觉悟自我者，拥有自我知识，超越二元对峙。于他而言，人们认为必须做的事情他并不必须去做，人们认为不能做的事情他也未必不能做。尽管觉悟自我者不受限制，拥有自由，不在乎人们的看法，也不遵循大众的标准，经典于他们也都是白纸一张，但他们并不会轻易或有意与大众的言行、标准、习惯作对，他们也不会轻易打破或干扰人们的常规生活。

第 57 节

विष्णुं ध्यायतु धीर्यद्वा ब्रह्मानन्दे विलीयताम् ।
साक्ष्यहं किञ्चिदप्यत्र न कुर्वे नापि कारये ॥ ५७ ॥

让我的智性去冥想毗湿奴或融入梵乐吧，我是一切
的目击者。我什么也不做，我也不引起任何要做的
事情。

觉悟自我者，与普通人的差别很多，但最大的差别
是什么？最大的差别就是清醒地知道他自己是目击者，
而不是造作者或享用者。正因为如此，他做了却什么也
没有做。因为，他不把自己视为造作者。他也不引起什
么，他目击一切，目击一切发生的，一切持续的，一切
结束的。他不是目击的对象，他仅仅是目击者。

第 58 节

कृतकृत्यतया तृप्तः प्राप्तप्राप्यतया पुनः ।
तृप्यन्नेवं स्वमनसा मन्यतेऽसौ निरन्तरम् ॥ ५८ ॥

因为他已经获得了他应得的一切，再没有什么应做
的其他事，所以他心满意足并总是这样想：

借用心理学家威廉·詹姆斯（William James）的话来说，心满意足的觉悟者，其特征就是"喜气洋洋"。

第 59 节

धन्योऽहं धन्योऽहं नित्यं स्वात्मानमञ्जसा वेद्मि।

धन्योऽहं धन्योऽहं ब्रह्मानन्दो विभाति मे स्पष्टम् ॥ ५९ ॥

我有福了，我有福了，因为我已拥有关于我之自我的常见！我有福了，我有福了，因为梵乐清澈地照耀我！

第 60 节

धन्योऽहं धन्योऽहं दुःखं सांसारिकं न वीक्षेऽद्य।

धन्योऽहं धन्योऽहं स्वस्याज्ञानं पलायितं क्वापि ॥ ६० ॥

我有福了，我有福了，因为我摆脱了尘世的痛苦。我有福了，我有福了，因为我的无明已经逃离我，且已不知所踪。

第 61 节

धन्योऽहं धन्योऽहं कर्तव्यं मे न विद्यते किञ्चित्।

धन्योऽहं धन्योऽहं प्राप्तव्यं सर्वमद्य सम्पन्नम् ॥ ६१ ॥

我有福了，我有福了，因为我再没有还应履行的职
责了。我有福了，我有福了，因为如今我获得了人人渴
望获得的最高成就了。

第 62 节

धन्योऽहं धन्योऽहं तृप्तेर्मे कोपमा भवेल्लोके ।

धन्योऽहं धन्योऽहं धन्यो धन्यः पुनः पुनर्धन्यः ॥ ६२ ॥

我有福了，我有福了，因为再没有可以与我的大喜
乐相比的喜乐了。我有福了，我有福了，我有福了，我
一次又一次地有福了！

第 63 节

अहो पुण्यमहो पुण्यं फलितं फलितं दृढम् ।

अस्य पुण्यस्य सम्पत्तेरहो वयमहो वयम् ॥ ६३ ॥

我的功德啊，我的功德，它们结出的果实持久不
朽！我们，作为这一伟大功德的拥有者，又是多么美
妙，多么美妙啊！

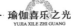
第 64 节

अहो शास्त्रमहो शास्त्रमहो गुरुरहो गुरुः ।

अहो ज्ञानमहो ज्ञानमहो सुखमहो सुखम् ॥ ६४ ॥

经典啊，经典，多么宏大而正确！我的导师啊，导师，多么伟大而崇高！这种知识啊，知识，多么高深！这种喜乐啊，喜乐，多么美妙！

第 59—64 节经文，是一种因喜乐满足而来的回响性赞美。

（吠檀多）经典，包含了对所谓绝对真理的洞见，是觉悟者为后人留下的经验。见经典如见觉悟者。因为他们的慈悲，让我们有机会见到经典。所以，可以把经典视为觉悟者们的文字化身。导师是知梵者，是梵的活化身，是以人的形象展示的梵。导师就是古鲁，就是让我们远离无明黑暗的人，是我们的精神父母。经典启示的是自我知识，导师教导的是自我知识，正是自我知识驱散了无明的黑暗。因为经典，因为导师，因为知识，我们的生命得以真实，我们的异化得以消除，我们的喜乐得以释放。我们回到了真正的原点——永恒的家园。这喜乐是没有理由的喜乐，这喜乐是自然而发的喜乐，这喜乐是渗透一切的喜乐，这喜乐就是梵乐。

第 65 节

ब्रह्मानन्दाभिधे ग्रन्थे चतुर्थोऽध्याय ईरितः ।

विद्यानन्दस्तदुत्पत्तिपर्यन्तोऽभ्यास इष्यताम् ॥ ६५ ॥

　　这被称为"梵乐"的第四章，描述了"知识的喜乐"。一个人应该一直冥想梵，直到获得那种喜乐。

　　至此，我们结束了对"知识的喜乐"的考察。此章在《潘查达西》中为第十四章。

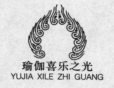

瑜伽喜乐之光
YUJIA XILE ZHI GUANG

第五章

对象的喜乐

ब्रह्मानन्दे विषयानन्द:

这一章尽管内容最少，但对普通人来说似乎最适合反思和冥想，并通过感官对象而获得梵乐。一切的乐都是梵乐，但这个现象世界的乐是梵乐的折射。我们通过这个折射的梵乐而不断自我提升，明白至上的梵乐。这也表明了一个伟大的原则：无物遗漏。

第1节

अथात्र विषयानन्दो ब्रह्मानन्दांशरूपभाक् ।

निरूप्यते द्वारभूतस्तदंशत्वं श्रुतिर्जगौ ॥ १ ॥

现在这一章，将讲述来自（心意与之接触的）外界对象的喜乐，这种外界对象的喜乐可被称为是通向梵乐的一扇门，以及梵乐的一个方面。天启经已经明确说它是梵乐的一个方面。

我们已经就梵乐讲述了四个方面，即瑜伽的喜乐、自我的喜乐、非二元的喜乐和知识的喜乐。事实上，对于梵乐已经阐述得相当清晰了，甚至这最后一章的思想在某种意义上也已经被包含在前面的章节之中了。然而，作者还是用这最后的一整章篇幅，来讨论有关与外在对象接触所带来的快乐。这一章篇幅最小，却非常重要，尤其对于我们大众来说，这一章的思想更容易受到启发。

对于快乐，不同的信仰传统在一定时期所持的立场区别很大。但是，有一个比较普遍的看法，即认为各大信仰传统都比较排斥感官的快乐，认为那是通向地狱之门。许多作品都曾揭示过感官快乐所带来的可怕后果。其实，如何对待感官快乐是一门最伟大的艺术。室利·维迪安拉涅·斯瓦米很慈悲，在这一章中，他向我们昭示了对待感官快乐的适宜态度。

对于感官的、物质的快乐，概括起来主要有以下几种态度。第一，完全肯定感官快乐，并且只认可这种快乐的真实性。这种态度往往不关心感官快乐所包含的问题或危险的一面。事实上，各大信仰之所以反对感官快乐（或感官享受），就是因为感官快乐会带来各种糟糕的后果，尤其是感官快乐带来的更大欲望以及贪婪，等等，因此它被视为通向地狱之门。第二，完全否定感官快乐，视追求感官快乐为一切痛苦之根源。轴心后各大信仰传统中都具有一种强烈的倾向，就是否定感官快乐，排斥感官快乐，倡导禁欲主义。正因为如此，有好几个信仰传统倡导禁欲，不结婚，要人们努力把时间和精力全部用于服务神或至上的信仰目标。我们在佛教、印度教、基督教传统中都可以看到对禁欲的肯定。然而，禁欲主义是一种奇特的文化，总会伴随相反的力量。第三，肯定感官快乐，但给予一些限制，这是一种道德主义立场。感官快乐在被规定的范围和条件下被认可，但在既定的范围和条件之外则被否定、被谴责。这是社会中比较普遍的立场。第四，充分肯定感官快乐，但绝不执着于感官快乐，而是将感官快乐加以圣化，因

为感官快乐以及其他各种快乐都是基于快乐背后的自我
（至上的存在、梵）。这是《奥义书》所持的立场。本书
关于感官快乐的立场，则是对《奥义书》立场的进一步
发挥。作者认为，心意与外在对象接触所带来的感官的
快乐，是通向梵乐的一扇门，经典明确肯定：感官快乐
是有意义、有价值的。

第 2 节

एषोऽस्य परमानन्दो योऽखण्डैकरसात्मकः ।
अन्यानि भूतान्येतस्य मात्रामेवोपभुञ्जते ॥ २ ॥

　　天启经说，这是不可分割的同质的至上喜乐，这是
梵本身。（由于无明而个体化的）其他生物只能享受它
的一个碎片。

　　人们所感受到的感官快乐本身就是至上的喜乐，就
是梵本身。这是一个非常大胆的说法。
　　人们追求至上的喜乐，却断然放弃感官所能感受到
的喜乐。他们会说，我们日常生活中经验的各种喜乐是
世俗的快乐，不是神圣的快乐，不是至上的喜乐。只有
与我们世俗快乐没有关系的快乐才是神圣的、超然的。
然而，本经的作者却明确地告诉我们，那神圣的、至上
的喜乐并没有脱离我们日常生活中感受的喜乐，它们本

质上没有质的差别，而是具有真正的同质性。差别只
是，一是纯粹的、透明的、无遮蔽的，一是不纯粹的、
模糊的、有遮蔽的。正因为遮蔽，让日常生活中的喜乐变
得有限、不确定。人们不能连续、完整地在日常生活的喜
乐中经验到梵乐，而只能享受到梵乐的局部或片段。

经文参见《大林间奥义书》（IV.iii.32）。

第 3-4 节

शान्ता घोरास्तथा मूढा मनसो वृत्तयस्त्रिधा ।

वैराग्यं क्षान्तिरौदार्यमित्याद्याः शान्तवृत्तयः ॥ ३ ॥

तृष्णा स्नेहो रागलोभावित्याद्या घोरवृत्तयः ।

सम्मोहो भयमित्याद्याः कथिता मूढवृत्तयः ॥ ४ ॥

心意波动有三种：平静（萨埵型）、激情（罗阇型）
和迟钝（答摩型）。萨埵型心意波动之特点是不执、刚
毅、慷慨等。罗阇型心意波动之特点是渴望和热爱对
象、执着（于对象就如它们是真的一样）、贪婪，等等。
答摩型心意波动之特点是虚妄、恐惧，等等。

《瑜伽经》说，瑜伽在于控制心意的波动。《瑜伽
经》的哲学基础是数论。数论最基础的理论之一是三德
之说。根据数论哲学，宇宙的基础部分叫原质（自然），

这个原质由三个部分构成：萨埵（善良、平静）、罗阇
（激情、创造）和答摩（愚昧、迟钝）。世上的任何对象
都不能脱离这三德，不同事物或对象都由这三德的不同
比率构成，它们有的是萨埵占主导，有的是罗阇占主
导，有的则是答摩占主导。因为比率不同，世上万事万
物的差异也就显示了出来。心意的波动和三德具有结构
性关系。一般说来，萨埵占主导的人，心意相对稳定而
平静，不执、刚毅、慷慨等。罗阇占主导的人，心意经
常躁动不安，渴望、执着、贪婪等。而答摩占主导的
人，虚妄、恐惧，等等。

第 5 节

वृत्तिष्वेतासु सर्वासु ब्रह्मणश्चित्स्वभावता ।
प्रतिबिम्बति शान्तासु सुखं च प्रतिबिम्बति ॥ ५ ॥

　　梵的意识方面投射在所有这些波动中。但是，（梵
的）喜乐只投射在萨埵型心意波动中。

　　梵是存在—意识—喜乐。作者告诉我们，梵的意识
方面投射在这三种心意波动中，但梵的喜乐则只投射在
萨埵占主导的心意波动中。

　　有必要指出的是，梵的存在方面也投射在所有类型
的心意波动中。

第 6 节

रूपं रूपं बभूवासौ प्रतिरूप इति श्रुतिः ।

उपमा सूर्यकेत्यादि सूत्रयामास सूत्रकृत् ॥ ६ ॥

天启经说，进入不同身体的至上自我，会显现出不同的形象。《梵经》的作者毗耶娑[①]，通过太阳投射在不同形状的水罐中（而呈现的不同形象）这一例子，说明了梵进入不同身体中的这一情形。

参见《羯陀奥义书》（II. ii. 9—10）、《梵经》（III. ii. 28）。

毗耶娑说，太阳投射在形状不同的水罐中而呈现为不同的形状。类似地，至上自我进入不同的身体中，也呈现为不同的形象。天启经也如此说。

梵无处不在，就如太阳一样遍照各处。梵独一，就如太阳独一。但是，正如太阳的光线照进形状各异的水罐中而呈现为各异的形状一样，梵进入形象各异的身体中而呈现为形象各异的"个体灵魂"。形状各异的太阳，其本质唯是太阳；形象各异的个体灵魂，其本质唯是梵。但是，当我们从摩耶创造的差异世界这一维度来

---

① 有传称是跋达罗衍那（Badarayana）。——译者注

◎第五章 对象的喜乐◎ ·····················309

看，那不受限制的至上自我似乎被限制在了形象各异的
身体中，就如太阳被限制在了形状各异的水罐中。这
"限制"的结果导致了自在天（或有德之梵）；对个体，
这"限制"的结果就是导致了无数的个体灵魂（jiva）。
但是，从吠檀多不二论来看，无数的个体灵魂之整体就
是自在天。从表象来看，至上自我（梵）进入了各种限
制之中。对我们个人而言，至上自我进入了我们的乌帕
蒂，即灵魂陷入了五鞘之中。

第7节

एक एव हि भूतात्मा भूते भूते व्यवस्थितः ।
एकधा बहुधा चैव दृश्यते जलचन्द्रवत् ॥ ७ ॥

（另一部天启经说:）"至上自我，尽管独一，但却
存在于每一个对象中。正如反射在水中的月亮，尽管唯
一，却显现为多。"

参见《甘露滴奥义书》（12）。

第8—9节

जले प्रविष्टश्चन्द्रोऽयमस्पष्ट: कलुषे जले ।
विस्पष्टो निर्मले तद्वद्द्वेधा ब्रह्मापि वृत्तिषु ॥ ८ ॥

घोरमूढासु मालिन्यात्सुखांशश्च तिरोहितः ।
ईषन्नैर्मल्यतस्तत्र चिदंशप्रतिबिम्बनम् ॥ ९ ॥

反射在水中的月亮，在泥水中是模糊的，在净水中
是清澈的。类似地，根据心意波动的特性，梵也具有两
重性。因着不纯的罗阇型和答摩型波动占据主导，梵乐
模糊不清；但是，因着它们少量纯粹性，也反射出梵的
意识。

水是浑浊的，反射在水中的月亮就是模糊的；水是
清澈的，反射在水中的月亮就是明亮的。同样，梵的喜
乐投射在心意中也是如此，心意中萨埵占据主导，梵的
喜乐就是清澈的；若心意中罗阇和答摩占据主导，则梵
的喜乐就被遮蔽，是模糊的。

第 10 节

यद्वापि निर्मले नीरे वह्नेरौष्ण्यस्य सङ्क्रमः ।
न प्रकाशस्य तद्वत्स्याच्चिन्मात्रोद्भूतिरेव च ॥ १० ॥

或者，就像是火的热而不是火的光烧热了净水，类
似地，在罗阇型和答摩型心意波动占据主导时，只有
（梵的）意识能显现出来。

第 11 节

काष्ठे त्वौष्ण्यप्रकाशौ द्वावुद्भवं गच्छतो यथा ।

शान्तासु सुखचैतन्ये तथैवोद्भूतिमाप्नुतः ॥ ११ ॥

但是，就如同在（一块燃烧着的）木头中热和光这两者都会显现出来一样，类似地，在萨埵型心意波动中，（梵的）意识和（梵的）喜乐这两者都会显现出来。

综合以上几节经文，我们可以列出下表：

	萨埵型	罗阇型	答摩型
梵的存在	★	★	★
梵的意识	★	★	★
梵的喜乐	★ （程度有别）	—	—

我们可以看到，心意越纯粹，梵的显现就越清晰。从这里，我们也看到瑜伽修持的新视角。基于三德，我们可以发展相应的瑜伽修持方法，关键是减少心意中答摩（愚昧）的比率，限制罗阇（激情），而发扬萨埵（善良）。

当然，我们在这里还可以追问一个问题，是谁不满意自己而要去修持瑜伽？根据我们的探讨和研究，这个

"我"之动力来自萨埵，是萨埵推动着人走向完美，尽
管萨埵所达到的完美并不是究竟的。这个萨埵的力量把
人送上完美之途，到了某个时刻，萨埵本身也会被
超越。

第 12 节

वस्तुस्वरूपमाश्रित्य व्यवस्था तूभयोः समा ।
अनुभूत्यनुसारेण कल्प्यते हि नियामकम् ॥ १२ ॥

水和火这两个例子清楚地说明，正是事物的本性决
定了它们可以呈现出何种（梵的）显现，并且，正是通
过（人的）经验，这些性质才得以确立。

本节经文再一次明确告诉我们，正是事物的本性
——比如，水是浑浊的还是清澈的，决定了梵的存
在—意识—喜乐的显现。在本质上，正是事物（包括人）
的三德组成决定了喜乐的显现及其程度，并且，正是对显
现之喜乐的经验，喜乐显现的不同性质才得以确立。

第 13 节

न घोरासु न मूढासु सुखानुभव ईक्ष्यते ।
शान्तास्वपि क्वचित्क्लिष्टसुखातिशय ईश्यताम् ॥ १३ ॥

在罗阇型和答摩型心意波动中，都经验不到喜乐。但是，在萨埵型心意波动中，则可以经验到不同程度的快乐。

如果某人三德中的萨埵（善良之德）比率占据主导，那么，梵乐就会更加清晰地显现，他就会更多地经验到梵乐。

第 14 节

गृहक्षेत्रादिविषये यदा कामो भवेत्तदा ।

राजसस्यास्य कामस्य घोरत्वात्तत्र नो सुखम् ॥ १४ ॥

当一个人渴望房子、土地以及其他对象时，那么，因这种由罗阇效应而来的欲望所具有的焦虑性质，他就不会有任何快乐。

本节经文告诉我们，首先，对外在对象的欲望是三德中的罗阇的效应或作用；其次，伴随着这种欲望的是焦虑。因此，当我们渴望房子、土地等外在对象时，我们只有焦虑而没有任何的快乐。

第 15—16 节

सिद्ध्येन्न वेत्यस्ति दुःखमसिद्धौ तद्विवर्धते ।

प्रतिबन्धे भवेत्क्रोधो द्वेषो वा प्रातिकूलतः ॥ १५ ॥

अशक्यश्चेत्प्रतीकारो विषादः स्यात्स तानसः ।

क्रोधादिषु महदुःखं सुखशङ्कापि दूरतः ॥ १६ ॥

在思考能否获得欲望对象时，我们痛苦；当未能获得欲望对象时，这种痛苦就会加剧；在获取欲望对象的道路上遭遇障碍或反对时，又会产生愤怒和憎恨。

如果遭遇的反对过于强大而难以克服，便会陷于由答摩而生的绝望。在愤怒等情绪中，有巨大的痛苦；确实，甚至快乐的机会也是遥不可及的。

所有的痛苦、愤怒、憎恨甚至绝望，全都是因为对外在对象的渴望。而对外在对象的渴望则出于答摩这一德性的效应或作用。

第 17 节

काम्यलाभे हर्षवृत्तिः शान्ता तत्र महत्सुखम् ।

भोगे महत्तरं लाभप्रसक्तावीषदेव हि ॥ १७ ॥

　　获得了欲望的对象，愉快的心意波动平静了，并且
有了巨大的快乐。而且在实际享受中，快乐会更大。甚
至在对获得外在对象的期待中，也有一些快乐。

　　当我们获得了我们所渴望的对象时，我们愉快的心
意波动会平息下来，也会经验到巨大的快乐。即便在我
们对获得对象的期待中，我们也有一些快乐。我们之所
以能经验到快乐，不是通过罗阇（激情）和答摩（愚
昧），而是通过萨埵（善良）。

第 18 节

महत्तमं विरक्तौ तु विद्यानन्दे तदीरितम् ।

एवं क्षान्तौ तथौदार्ये क्रोधलोभनिवारणात् ॥ १८ ॥

　　但是，最大的快乐是不执的产物。我们已经在"知
识的喜乐"一章中论述了这一主题。就像知识的喜乐一
样，在刚毅和慷慨中也有快乐，因为其中没有愤怒和
贪婪。

　　参见本书第四章第 21－34 节。

第 19 节

यद्यत्सुखं भवेत्तत्तद्ब्रह्मैव प्रतिबिम्बनात् ।

वृत्तिष्वन्तर्मुखास्वस्य निर्विघ्नं प्रतिबिम्बनम् ॥ १९ ॥

无论经验的是什么快乐，都只是梵乐，因为快乐都是梵乐的投射。当心意波动指向内心或内摄时，梵乐的投射就没有障碍。

无论什么快乐都只是梵乐，都是梵乐的投射。只是因为心意波动的朝向，投射的程度也会随之变化。当心意波动内摄时，梵乐的投射就没有障碍，程度很强，梵乐的呈现就会更加清晰、更加纯粹。

我们所能经验到的任何快乐都是梵乐。当然，这样的快乐和梵乐本身不能等同，因为它们都是梵乐的投射。就如水中的月亮只是月亮的投射，而不能与天上的月亮相等同。人们可能都希望更纯粹地经验梵乐。有什么方法可以让我们经验更加纯粹的梵乐呢？心意波动朝外，追求更多的物质财富？满足更大的物质欲望，还是别有他法？显然，本章第 14 节已经明确告诉我们，心意波动朝外追求土地、房子等外在对象没有任何快乐，有的只是悲伤、愤怒、憎恨和绝望。那么，人心就只能向内，即心意波动内摄。此时，由于心意不再追求外在对象，就会更加容易经验到梵乐，这就如同在浑浊的沼泽地中看月亮转移到了在纯净的水中看月亮，所见的月亮就更加清晰明亮。当然，朝外、向内，这只是一种权宜说法。一旦认识到了自我，我们就不会再有这样的次第思维。因为觉悟自我者会超越所谓内和外、神圣和世俗等二元对峙。

第 20 节

सत्ता चितिः सुखं चेति स्वभावा ब्रह्मणस्त्रयः।
मृच्छिलादिषु सत्तैव व्यज्यते नेतरद्द्वयम्॥ २० ॥

存在、意识和喜乐——它们是梵的三重本性。在诸如黏土、石头等对象中，唯有存在显现，而其他两重即意识和喜乐，并不显现。

在诸如黏土、石头等对象中，占绝对主导的是答摩，它们只显现梵的存在方面。

有人会问，石头、黏土等没有意识和喜乐吗？如果石头的本源同样是梵，为何石头没有意识和喜乐呢？根据吠檀多不二论，石头没有意识和喜乐是在表象层面上说的，并不是从石头的基质这一层面上说的。我们不说石头"没有"意识和喜乐，而是说，石头"没有显现"梵的意识和喜乐这两个方面。这是因为石头的主导部分是答摩，它无法折射梵的意识和喜乐。

第 21 节

सत्ता चितिर्द्वयं व्यक्तं धीवृत्त्योर्घोरमूढयोः ।

शान्तवृत्तौ त्रयं व्यक्तं मिश्रं ब्रह्मोत्थमीरितम् ॥ २१ ॥

存在和意识这两者显现在罗阇型和答摩型智性波动中，存在、意识和喜乐，所有这三者都显现在萨埵型智性波动中。因此，我们就描述了与包括心意波动在内的世界相联结的梵。

参见第 11 节释论中的列表。以上讲述的，就是与对象世界（包括心意波动）相联结的梵。

第 22 节

अमिश्रं ज्ञानयोगाभ्यां तौ च पूर्वमुदीरितौ ।

आद्येऽध्याये योगचिन्ता ज्ञानमध्यायोर्द्वयोः ॥ २२ ॥

通过知识和瑜伽，我们可以领悟到不与世界相联结的梵。我们在前面的第十一章曾讲述过瑜伽的主题；在第十二章和第十三章，[①] 讲述过知识的主题。

---

① 这里讲的第十一、十二、十三章，即本书的第一、二、三章。——译者注。

显然，与对象世界（包括心意波动）相联结的梵是投射性的。然而，我们并不因此否定它们也是梵。不过，作者认为，要经验更真实的、更纯粹、不被"扭曲"、不被"遮蔽"的梵，需要通过瑜伽和知识。

第23节

असत्ताजाड्यदुःखे द्वे मायारूपं त्रयं त्विदम् ।

असत्ता नरशृङ्गादौ जाड्यं काष्ठशिलादिषु ॥ २३ ॥

没有意识、没有痛苦和非存在——它们是摩耶的三种形式。我们通过诸如"人的角"这样的表达来说明非存在，而诸如木块、石头等对象，则是没有意识的。

梵包含存在、意识和喜乐三个方面。摩耶是对梵的遮蔽，所以遮蔽也包含了三个方面：存在的遮蔽、意识的遮蔽和喜乐的遮蔽。

存在的遮蔽就是非存在。"人的角"就是非存在。存在是根基，非存在则动摇了根基，没有根基。没有根，就会陷入虚无之境、黑暗之地。

意识的遮蔽自然就是没有意识。没有意识，就没有觉知，就没有可能的理解，也没有了透明。诸如木块、石头等就没有意识。

喜乐的遮蔽是悲伤、是痛苦。没有喜乐，自然就陷入诸如焦虑、烦恼、断裂和痛苦中。

第 24 节

घोरमूढधियोर्दुःखमेवं माया विजृम्भिता ।

शान्तादिबुद्धिवृत्त्यैक्यान्मिश्रं ब्रह्मेति कीर्तितम् ॥ २४ ॥

痛苦存在于罗阇型和答摩型心意波动中。因此，摩耶得以显现。因着认同于智性的波动，即萨埵型、罗阇型和答摩型的心意波动，梵就被称为"联结性的梵"，即梵和世界是相联结的。

因为痛苦，摩耶才得以显现。没有痛苦，我们就无法得知摩耶的存在。痛苦是因为喜乐被遮蔽。室利·维迪安拉涅·斯瓦米告诉我们，除了萨埵型心意波动，其他的心意波动也都会带来痛苦。然而，很清楚，我们经验梵有两种方式：第一，直接经验梵，这是瑜伽和知识的道路，这两条道路所经验的梵是自主自在的梵、纯粹的梵。第二，经验投射的梵，这是心意接触外在对象而来的，这梵被称为"联结性的梵"，也就是梵和对象的世界相关联，并因为与对象的联结而被遮蔽。这两种梵都是梵，但后者在一定程度上受到了扭曲、变形和程度不同的遮蔽。

第 25 节

एवं स्थितेऽत्र यो ब्रह्म ध्यातुमिच्छेत्पुमानसौ ।
नृशृङ्गादिमुपेक्षेत शिष्टं ध्यायेद्यथायथम् ॥ २५ ॥

摩耶的本性和梵的本性就是如此，想要冥想梵的人
应该忽视非存在的对象（如人的角），而正确地专注于
其他的对象。

摩耶是梵的力量，这种力量遮蔽了梵的光辉。要觉
悟自我、认识梵，就要认清摩耶的真相，认清摩耶的本
性，从而不为摩耶所束缚和遮蔽。知识升起，摩耶就消
失。所以，受限却渴望走向圆满的人，就应该避免或忽
视非存在的对象，而专注于梵。

第 26 节

शिलादौ नामरूपे द्वे त्यक्त्वा सन्मात्रचिन्तनम् ।
त्यक्त्वा दुःखं घोरमूढधियोः सच्चिद्द्विचिन्तनम् ॥ २६ ॥

对于石头等对象，他应该拒绝其名和色而冥想存
在。罗阇型和答摩型心意波动中，他应该拒绝（与它们
相联结的）痛苦，而冥想存在和意识。

石头等对象中，显现的只是梵的存在，所以要拒绝石头表象的名色，而专注于冥想在石头中显现出来的"梵的存在"这一方面。而在罗阇型和答摩型心意波动中，因为没有喜乐，所以要拒绝这两类波动中的痛苦，而集中冥想其中显现的存在和意识这两方面。

第 27 节

शान्तासु सच्चिदानन्दांस्त्रीनप्येवं विचिन्तयेत् ।
कनिष्ठमध्यमोत्कृष्टास्तिस्रश्चिन्ताः क्रमादिमाः ॥ २७ ॥

在萨埵型心意波动中，他应该冥想所有三者，即存在、意识和喜乐。对这三者的冥想可依次分为下等、中等、上等冥想。

第 25—27 节对于我们的冥想实践极具指导意义。

在萨埵型心意波动中，存在、意识和喜乐同时显现。故而，应该冥想这三者。不过，作者告诫我们，上等的冥想是冥想喜乐，其次是冥想意识，最后才是冥想存在。

至此，我们可以对冥想进行层次和等级的次序区分。冥想的层次：第一，冥想存在；第二，冥想存在和意识；第三，冥想存在、意识和喜乐。冥想的等级：第一，冥想喜乐；第二，冥想意识；第三，冥想存在。当

然，在具体的实践中，不同的人可以采取不同的冥想方
法和冥想次序。冥想存在，适合所有人。冥想喜乐，适
合萨埵型心意波动之人；介于二者之间的，则适合混合
式。对于答摩型的人，一般适合冥想存在；对于罗阇型
的人，一般适合冥想存在和意识；对于萨埵型的人，适
合冥想喜乐、意识和存在。不过，我们这样分析非常理
想化，因为具体的某个人并不完全是纯粹答摩型或罗阇
型或萨埵型。这样的划分本身就是相对的。某个人在一
定的条件下，可能更多地体现为其中的某个类型，但并不
是一直会保持一样。在不同的条件下，在不同的年龄段，
人的三德归类也不是固定的。在具体的人身上，同时包含
了答摩、罗阇和萨埵。三德的比率会随条件和时间的变化
而变化，或者说它们发挥的作用并不是单一的。

第 28 节

मन्दस्य व्यवहारेऽपि मिश्रब्रह्माणि चिन्तनम् ।
उत्कृष्टं व्यक्तुमेवात्र विषयानन्द ईरितः ॥ २८ ॥

即便是智性迟钝之人，冥想梵的三个特征也有好
处。为了说清这一点，这里仅仅讲述了"对象的喜乐"。

愚钝之人，只要愿意冥想，那么冥想梵的三个特征
也有好处，没有坏处。正因为如此，作者慈悲，给人们

讲解了"对象的喜乐"。因为我们普通大众首先接触的就是外在的对象，而通过任何途径——如通过外在的对象，冥想梵的三个特征——存在、意识和喜乐，都是有好处的。

愚钝之人、普通之人，难以通过知识和瑜伽的道路获知梵。但是，他们可以通过冥想对象的道路来获知梵。透过冥想对象显现的梵之存在，也可以了悟梵的特征并了悟梵本身。尤其是在这个时代，太多的人的心意热衷朝外，关注权力、财富等外在对象。但他们仍然可以通过冥想外在对象及其显现的梵的存在等特征，冥想那与外在世界相联结的梵，从而获知梵。

第 29 节

औदासीन्ये तु धीवृत्तेः शैथिल्यादुत्तमोत्तमम् ।

चिन्तनं वासनानन्दे ध्यानमुक्तं चतुर्विधम् ॥ २९ ॥

在获得足够的享受之后，当心意波动对对象失去兴趣而变得不执时，关于印迹之喜乐的冥想就会发生，这是最高等级的冥想。这样，我们就描述了对梵的四种冥想。

当我们因为获得了足够的享受而对外在对象失去兴趣而不再执着时，就会去冥想印迹之喜乐。这是继冥想

存在、冥想意识、冥想喜乐之后的第四种冥想，即冥想
梵的印迹。

　　这第四种冥想，比前三种冥想更高级。这是因为，
人已经享受过不同的快乐，以至于对于心意波动的对象
已变得没有感觉，没有欲望，没有兴趣，从而达到了不
执。在这一背景下，人就达到了对印迹之喜乐的冥想，
这一冥想属于超然的冥想。

第30节

न ध्यानं ज्ञानयोगाभ्यां ब्रह्मविद्यैव सा खलु ।
ध्यानेनैकाग्रयमापन्ने चित्ते विद्या स्थिरीभवेत् ॥ ३० ॥

　　在这四种冥想中，尽管有瑜伽与知识的混合，但瑜
伽和知识不仅仅是冥想，还应该把它们视为一种获得梵
知本身的直接方法。通过冥想而使心意专注，这种梵知
就变得稳定。

　　作者肯定了这四种冥想，并认为，在这四种冥想中
都混合着瑜伽和知识。
　　但是，作者告诉我们，瑜伽和知识不仅仅是冥想，
它们还是一种获得梵知的直接方法。印度传统中不同的
学派都有各自独特的修持方法。吠檀多不二论作为印度
最重要的哲学流派之一，同样有其独特的修持方法。作

者在这里把知识和瑜伽视为获得梵知的一种直接而有效
方式。

第 31 节

विद्यायां सच्चिदानन्दा अखण्डैकरसात्मताम् ।
प्राप्य भान्ति न भेदेन भेदकोपाधिवर्जनात् ॥ ३१ ॥

在稳定的知识中，存在、意识和喜乐作为一种单一
同质的实体而非分离的实体而闪闪发光，随着它们的乌
帕蒂即附属的消失，它们三者之间的差异也消失了。

什么是稳定的知识？就是我们的成熟的自我知识。
这时，梵不是以有限的、偏离的、扭曲的、投射的方式
被经验到，它呈现为一个自我照耀的存在、意识和喜乐
的同质体。在这个过程中，作为摩耶展示的各种乌帕蒂
（如粗身鞘、能量鞘、心意鞘、智性鞘等）全都消失了。
由于乌帕蒂的消失，存在、意识和喜乐之间的各种差异也
自动消失了。这时，我们便进入一个纯洁的光的海洋。

第 32 节

शान्ता घोराः शिलाद्याश्च भेदकोपाधयो मताः ।
योगाद्विवेकतो वैषामुपाधीनामपाकृतिः ॥ ३२ ॥

据说，创造差异的附属物（乌帕蒂）就是萨埵型、罗阇型和答摩型（即三德）心意波动。既可以通过瑜伽，也可以经由分辨，来消除这些不安的波动。

作者告诉我们，乌帕蒂就是心意波动，也分为萨埵型、罗阇型和答摩型。不同类型的心意波动会带来不同的结果，会带来我们之间的种种差异。要摆脱束缚，获得自由，就需要控制心意波动。我们说，瑜伽是控制心意波动、获得心意平静的方法；经由知识的分辨知晓真相也可以达到心意平静。

第33节

निरुपाधिब्रह्मतत्त्वे भासमाने स्वयंप्रभे ।
अद्वैते त्रिपुटी नास्ति भूमानन्दोऽत उच्यते ॥ ३३ ॥

一旦把握或知晓那没有关联、自我照亮、独一无二的梵，就不再有认识者、认识和认识对象的三元组。因此，这就被称为无限的喜乐。

把握了梵，就是"得一"了，就是抓住了根本。觉悟了梵，也就最终摆脱了二元对峙，也就没有了认识者、认识（活动）和认识对象这三元组。此时所抵达的就是梵本身，就是无限的喜乐本身。这样的喜乐似乎难

以言表——只有经验者本人经验，而非二元性的语言所
能描述。

第 34 节

ब्रह्मानन्दाभिधे ग्रन्थे पञ्चमोऽध्याय ईरितः ।
विषयानन्द एतेन द्वारेणान्तः प्रविश्यताम् ॥ ३४ ॥

在被称为"梵乐"的第五章，论述了"对象的喜
乐"。通过这"对象的喜乐"之门便可以进入梵乐。

这里的第五章就是《潘查达西》全书的第十五章。
至此，我们已经讲述了经验梵乐的五条进路：第一，瑜
伽专注的进路（第一章）；第二，自我的进路（第二
章）；第三，非二元的进路（第三章）；第四，知识的进路
（第四章）；第五，·对象的进路（第五章）。这五条进
路都通向梵乐。只要细细了解并实践这五条进路，人们
就可以在此生获得圆满。

第 35 节

प्रीयाद्धरिर्हरोऽनेन ब्रह्मानन्देन सर्वदा ।
पायाच्छरीरिणः सर्वान्स्वाश्रिताञ्छुद्धमानसान् ॥ ३५ ॥

愿既是哈瑞又是哈罗的主永远因着这"梵乐"而喜

乐！愿梵保护一切托庇于他、内心纯洁的众生！

在这里，"既是哈瑞又是哈罗（both Hari and Hara）"，有的译本写成哈瑞哈罗（Harihara），他是印度传统中的一位神，其中一半是毗湿奴（哈瑞，Hari）、一半是希瓦（哈罗，Hara）。作为至上之神的一种形式，同时为毗湿奴宗和希瓦宗所崇拜。这里作者在祈愿，希望哈瑞哈罗因这梵乐而喜乐，也希望他保护众生，远离痛苦和再生。

结　语

　　人人渴望喜乐。一切众生都渴望喜乐，实践喜乐。

　　喜乐有不同的内涵。有瑜伽专注的喜乐、自我的喜乐、非二元的喜乐、知识的喜乐和对象的喜乐。

　　当喜乐和至上自我即梵相应，喜乐就有着落，有着落的意思是，我们归于梵，归于存在、意识和喜乐。

　　在这个世界上，人们可以经验到各种层面的喜乐，而最容易感受到的是对象的喜乐。尽管对象的喜乐具有普遍性，却总是不完整的、被遮蔽的。人们会因为缺乏自我知识而执着于对象的喜乐，这时的喜乐会成为痛苦的根源。正因为如此，人们因为追求对象的喜乐而陷入轮回性生存。所以，《奥义书》倡导一种将短暂和永恒相结合的更加合理的喜乐观，即肯定、接受有限的、短暂的喜乐，同时把这个喜乐和至上自我即梵相契合。

　　这本书最重要的价值是，它系统地梳理了各种喜乐，充分肯定了对象的喜乐也是梵乐的展示，确立了获得各种喜乐的有效方式。

　　探索喜乐，感受喜乐，实践喜乐，分享喜乐，弘扬喜乐。

　　最后，我模仿《奥义书》中的"和平颂"，写一个

"喜乐颂"：

唵，彼为喜乐，此为喜乐，此喜乐折射于彼喜乐，此喜乐融入彼喜乐，所留下的皆喜乐，唵，和平，和平，和平。

参考文献

中文参考文献

1. 韩德编，王志成、杨柳、段力萍译：《瑜伽之路》，杭州：浙江大学出版社，2006 年

2. 黄宝生译：《奥义书》，北京：商务印书馆，2010 年

3. 雷蒙·潘尼卡著，王志成译并释论：《对话经——诸宗教的相遇》，成都：四川人民出版社，2008 年

4. 龙达瑞著：《大梵与自我》，北京：宗教文化出版社，2000 年

5. 摩亨佐纳特·格塔原著，斯瓦米·尼哈拉南达英译，王志成、梁燕敏汉译：《室利·罗摩克里希那言行录》，北京：宗教文化出版社，2008 年

6. 毗耶娑著，罗摩南达·普拉萨德英译并注释，王志成、灵海汉译：《薄伽梵歌》，成都：四川人民出版社，2015 年

7. 乔荼波陀著，巫白慧译释：《圣教论》，北京：商务印书馆，1999 年

8. 邱永辉著：《印度教概论》，北京：社会科学文献出版社，2012 年

9. 孙晶著：《印度吠檀多哲学史》，北京：中国社会科学出版社，2013 年

10. 商羯罗著，斯瓦米·尼哈拉南达英译，王志成汉译并释论：《智慧瑜伽——商羯罗的〈自我知识〉》，成都：四川人民出版社，2015［2010］年

11. 斯瓦米·阿迪斯瓦阿南达著，王志成、梁燕敏、周晓微汉译：《冥想的力量》，杭州：浙江大学出版社，2010年

12. 斯瓦米·帕拉瓦南达等著，王志成、杨柳译：《现在开始讲解瑜伽——〈瑜伽经〉权威阐释》（修订版），成都：四川人民出版，2010年

13. 斯瓦米·帕拉瓦南达著，王志成、富瑜译：《虔信瑜伽》，成都：四川人民出版社，2014年

14. 王志成著：《瑜伽的力量》，成都：四川人民出版社，2013年

15. 王志成演讲：《喜乐瑜伽》，成都：四川人民出版社，2015年

16. 巫白慧著：《印度哲学》，北京：东方出版社，2000年

17. 希克著，王志成译：《宗教之解释》，成都：四川人民出版社，1989年

18. 徐梵澄译：《五十奥义书》，北京：中国社会科学出版社，1995年

19. 姚卫群著：《印度宗教哲学概论》，北京：北京大学出版社，2006年

20. 蚁垤著，斯瓦米·维卡特萨南达英译，王志成、灵海汉译：《至上瑜伽——瓦希斯塔瑜伽》，杭州：浙江大学出版社，2012年

英文参考文献

1. Bhajanananda, Swami, *The Light of the Modern World*, Kolkata: Advaita Ashrama, 2012.

2. Bhaskarananda, Swami. , *Journey from Many to One*, Seattle: Viveka Press, 2009.

3. Dhole, Nanda Lal, trans. , *Panchadasi of Srimad Vidyaranya Swami*, Delhi: Sri Satguru Publications, 2008.

4. Gambhirananda, Swami, tr. , *Brahma Sutra Bhasya of Shankaracharya*, Calcutta: Advaita Ashrama, 2000 [1965].

5. Gambhirananda, Swami, tr. , *Bhagavad Gita with the commentary of Shankaracharya*, Calcutta: Advaita Ashrama, 2003.

6. Lokeswarananda, Swami, *Mandukya Upanisad with Gaudapada's Karika*, Kolkata: The Ramakrishna Mission Institute of Culture, 1995

7. Madhavananda, Swami, tr. , *Vivekacudamani*, Kolkata: Advaita Ashrama, 2005.

8. Nityaswarupananda, Swami, *Astavakra Samhita*, Kolkata: Advaita Ashrama, 2004.

9. Nikhilananda, Swami, tr. , *Self-Knowledge*, New York: Ramakrishna-Vivekananda Center, 1989.

10. Nikhilananda, Swami, tr. , *The Upanishads* (1), New York: Ramakrishna-Vivekananda Center, 2003 [1949].

11. Nikhilananda, Swami, tr. , *The Upanishads* (2), New York: Ramakrishna-Vivekananda Center, 2004 [1952].

12. Nikhilananda, Swami, tr. , *The Upanishads* (3), New York: Ramakrishna-Vivekananda Center, 1990 [1956].

13. Nikhilananda, Swami, tr. , *The Upanishads* (4), New York: Ramakrishna-Vivekananda Center, 1994 [1959].

14. Nikhilananda, Swami, tr. , *Vedanta-sara*, Calcutta: Advaita Ashrama, 1990.

15. Prabhavananda, Swami and Isherwood, Christopher, trans. , *Shankara's Crest-Jewel of Discrimination (Viveka-Chudamani)*, Hollywood: Vedanta Press, 1975 [1947].

16. Sunirmalananda, Swami, tr. , *Insights into Vedanta*, Chennai: Sri Ramakrishna Math, 2005.

17. Svaminah, Sri Jnanananda Bharati, tr. , *Panchadasi*, Rajapalayam: Srimathi Lingammal Ramaraju Shastra Prathishta, 2010.

18. Swahananda, Swami, tr. , *Pancadasi of Sri Vidyaranya Swami*, Chennai: Sri Ramakrishna Math, 2005.

19. Vidyaranya, Swami, *Jivan-Mukti-Viveka*, Kolkata: Advaita Ashrama, 1996.

20. Waite, Dennis, *Back to the Truth: 5000 Years of Advaita*, Winchester: O Books, 2007.

附录：公众号信息

王志成介绍

王志成，浙江大学宗教学研究所所长，教授，博士生导师。王教授倡导大瑜伽观念，教导和实践智慧瑜伽、喜乐瑜伽，主张瑜伽中国化。王教授从事瑜伽典籍翻译、注释和论述，主编"瑜伽文库"。代表性作品有：《瑜伽的力量》、《喜乐瑜伽》、《智慧瑜伽》和《喜乐之光》；代表性译著有：《现在开始讲解瑜伽》、《哈达瑜伽之光》、《薄伽梵歌》和《至上瑜伽——瓦希斯塔瑜伽》。

王志成公众号：ananda2015

德清·均瑜伽介绍

德清·均瑜伽，又名"均舍瑜伽"。在生态富饶的德清城传承着瑜伽，她有着丰富的瑜伽教学与瑜伽文化理念，以正念传播瑜伽为本！

新馆于2015年5月2日顺利搬迁升级，坐落在浙江省德清县城区英溪公园B区。依傍美丽而悠远的英溪河畔，联结于周边春溪华庭、美都现代城、玫瑰庄园等多个社区；距离驰名中外、有着自然与人文景观相形成的千年名山——莫干山仅20多公里。孟郊故里，山水德清，古老而现代的文化沁城，滋润着这方山水这方人。瑜伽院周边树木葱葱，听得阵阵鸟鸣声；门前流淌的英溪河弯弯，清水静静东流去，汇聚源远流长的德清苕溪与京杭运河，繁华中一片幽静。在这优美的生态环境中，让我们与大地联结，领悟天人合一的瑜伽境界，让我们倡导自然与和谐，推行健康与美好。均瑜伽欢迎您！

均瑜伽公众号：Jun-Yoga 或者均瑜伽

后　记

　　我对真理的追求从没有停止过。

　　我不是自然科学家，而是从事哲学的探究者。我渴望我从事的领域可以对真理有一点觉知。

　　因缘际会，近年来我转入瑜伽和吠檀多的学习和研究。在过去的一些年中，相继出版了一些译著和个人作品。每一部作品的出版都伴随着我对真理认识的深化。古哲云，认识你自己。我没有停止过认识自己的脚步。我依靠各种传统，但我并不依附各种传统。我总是想自己去明白。正因为这样，我并不执着自己思想的完全和统一。然而，在一部书中，我还是希望尽可能保持独立和完整。

　　在吠檀多的瑜伽传统中，喜乐是最高的境界。我们生于喜乐、系于喜乐，也归于喜乐。当我阅读到室利·维迪安拉涅·斯瓦米的《潘查达西》时，我被深深吸引了。尽管开始不能全明白，但慢慢地明白这书对于我理解吠檀多以及吠檀多瑜伽具有多大的意义。《潘查达西》分三部分，分别讨论终极自我（梵）的三个方面：存在、意识和喜乐。因为当代人对于喜乐问题的高度关注，我就想对这书的第三部分给予更多的关注。这第三部分也是相对独立的，所以我就把它独立翻译，加以释论。希望以此可以更好地服务吠檀多爱好者、瑜伽爱好者，以及真正想明白喜乐、实践喜乐生活的人。

感谢罗摩克里希那修道会的斯瓦米·高塔玛南达（Swami Gautamananda）的授权，他慷慨地给了我们版权。感谢辨喜大学斯瓦米·杜伽南达（Swami Durgananda），他曾经全面接待我去印度参观罗摩克里希那修道会，拜访佛教和印度教的诸多圣地、寺庙、石窟，帮我协调多部经典作品的版权处理，并以最高的智慧帮我解决一些瑜伽和吠檀多中的难题。感谢灵海，在我翻译和释论完成后，她帮我认真校对了全部的书稿。感谢来自印度的我的博士生岚吉（Kumar Ranjay），他不辞辛苦地为本书录入了全部梵文。感谢瑜伽经典群的许多朋友们，我不时地把我的翻译和释论放到群里讨论，他们的关注、讨论、意见、修订等都让我感到了力量。感谢于莫干山下德清的——"均瑜伽生活馆"对本书的关心和支持。最后，感谢大编辑汪瀰先生，汪瀰先生和我合作多年，每本书他都做得非常严谨，并最大限度地让瑜伽典籍服务大众。

王志成

2015 年 7 月 12 日于浙江大学